AF611436

SUBSTANCES THERMOGÈNES

EXTRAITES

DES TISSUS ANIMAUX SAINS

ET

FIÈVRES PAR AUTO-INTOXICATION

PAR

Le Dr Albert ROUQUÈS

Ancien externe des Hôpitaux,
Médaille de bronze de l'Assistance publique,
Ancien moniteur d'accouchements à la Charité.

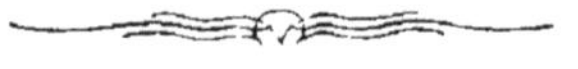

PARIS
ASSELIN ET HOUZEAU
LIBRAIRES DE LA FACULTÉ DE MÉDECINE
PLACE DE L'ÉCOLE DE MÉDECINE

1893

SUBSTANCES THERMOGÈNES

EXTRAITES

DES TISSUS ANIMAUX SAINS

ET

FIÈVRES PAR AUTO-INTOXICATION

SUBSTANCES THERMOGÈNES

EXTRAITES

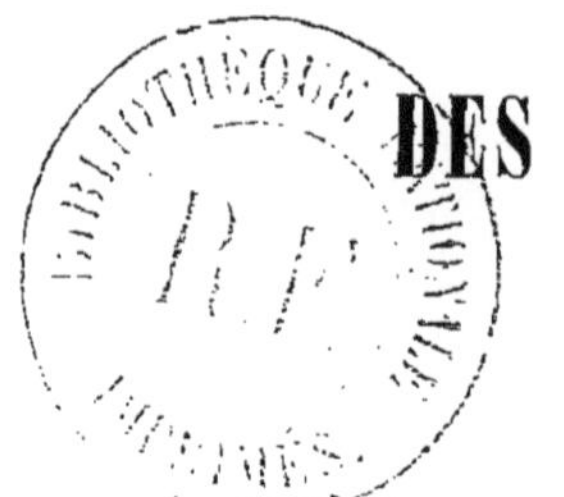

DES TISSUS ANIMAUX SAINS

ET

FIÈVRES PAR AUTO-INTOXICATION

PAR

Le Dr Albert ROUQUÈS

Ancien externe des Hôpitaux,
Médaille de bronze de l'Assistance publique,
Ancien moniteur d'accouchements à la Charité.

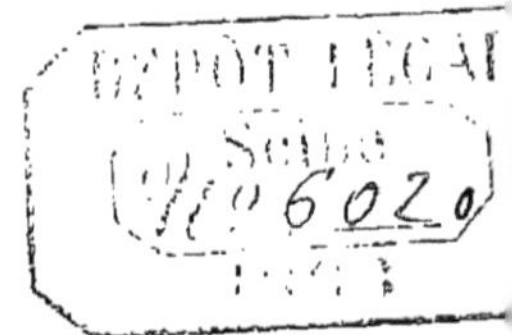

PARIS
ASSELIN ET HOUZEAU
LIBRAIRES DE LA FACULTÉ DE MÉDECINE
PLACE DE L'ÉCOLE DE MÉDECINE

1893

INTRODUCTION

Dans la première leçon de son cours sur — la *Fièvre et les maladies fébriles*, — le 7 mars 1893, M. le professeur Bouchard, donnant un aperçu général des diverses sortes de pyrexies, fait une large place aux fièvres nerveuses d'origine toxique et s'exprime ainsi : « Les substances organiques en putréfaction (1), si on les injecte aux animaux, provoquent la fièvre, même quand on les a débarrassées de tout microbe, même si l'on n'injecte que l'un des alcaloïdes qu'on en peut extraire. Ce ne sont pas seulement les matières putrides qui allument la fièvre. Les extraits de muscles, de rate, de rein, recueillis sur des sujets sains et injectés à l'état de pureté absolue, déterminent le même résultat».... Et plus loin.... « Les matières organiques normales peuvent donc, en pénétrant dans la circulation, rendre plus intenses les actes de la calorification. »

Dans ces quelques lignes, M. Bouchard fait allusion aux expériences suivantes :

M. Roux a produit des élévations thermiques par l'injection aux animaux d'un extrait alcoolique de rate (*Annales de l'Institut Pasteur*, août 1888.)

MM. Charrin et A. Ruffer, étudiant — le Mécanisme de la fièvre dans la maladie pyocyanique — (Société de biologie, séance du 26 janvier 1889), remarquent que l'injection intraveineuse de bouillon, qui n'est en somme qu'un extrait de muscles, est capable de faire monter le thermomètre chez l'animal.

Une substance pyrétogène a été trouvée dans le rein et étudiée par M. le professeur Lépine qui en a fait l'objet d'une communication à l'Académie des sciences (séance du 13 mai 1889).

(1) Ch. Bouchard. Les doctrines de la fièvre. *Sem. Méd.*, 15 mars 1893.

Plus tard, enfin, dans une note lue à la Société de biologie, le 17 juin 1893, M. Roger donne le résultat de nouveaux travaux sur les principes hyperthermisants retirés des muscles, extraits préparés à chaud ou à froid, au moyen de l'eau ou de l'alcool.

M. le professeur Bouchard se demandait s'il n'existait pas dans l'économie d'autres organes pouvant livrer aussi des substances thermogènes, et nous a indiqué une série d'expériences à entreprendre pour arriver à résoudre cette question. Dans ce but, il nous a généreusement offert l'accès de son laboratoire à la Faculté de médecine et nous a mis à même de faire les recherches dont nous rapportons ici les résultats. Ce sont ces recherches que, d'après les conseils de M. Charrin, nous avons prises pour sujet de notre thèse inaugurale (1).

Nos expériences ont porté successivement sur le poumon, les capsules surrénales, le cerveau, la rate, dont, seul, l'extrait alcoolique avait été injecté par M. Roux, le corps thyroïde et le foie.

Pour ce dernier organe, nous avons multiplié les conditions opératoires, expérimentant comparativement l'extrait de foie d'un animal dans les conditions physiologiques normales, l'extrait de foie d'un animal à jeun depuis quelques jours, l'extrait de foie après action du bicarbonate de soude, de l'antipyrine sur la glande hépatique.

Notre travail se composera de trois parties. Dans une première nous passerons en revue l'influence sur la température d'un certain nombre de substances minérales et organiques, et nous nous efforcerons de démêler la vérité parmi toutes les assertions qui se heurtent et se contredisent à ce sujet.

La seconde partie comprendra l'exposé de nos recherches personnelles sur les substances thermogènes extraites des viscères animaux sains, l'étude de leur nature, de leur action et de leur élimination par les urines.

Puis, partant de cette idée que, dans certaines conditions pathologiques, l'organisme fabrique plus, ou détruit et rejette moins de ces principes hyperthermisants, nous examinerons

(1) Les résultats préliminaires de ces expériences ont été communiqués à la Société de biologie, dans sa séance du 17 juin 1893.

dans une troisième et dernière partie, les fièvres imputables à cet état particulier de la nutrition, dites fièvres par auto-intoxication.

C'est à ce point de vue que nous envisagerons la fièvre goutteuse, la fièvre dans la chlorose, celle du goitre exophthalmique et la fièvre de surmenage, sur lesquelles nous nous étendrons spécialement, comme étant les plus importantes. Nous ne ferons que signaler l'élévation thermique que l'on rencontre dans la leucocythémie, la carcinose aiguë, l'urémie, l'hystérie, dans certaines affections hépatiques et quelques autres troubles de la santé où le mouvement fébrile ne peut être expliqué ni par des toxines sécrétées par les microbes, ni par des toxiques venus de l'extérieur.

Au moment de terminer nos études médicales, nous sommes heureux de profiter de l'occasion qui nous est offerte de rendre un public hommage à nos différents maîtres dans les hôpitaux, MM. les professeurs Fournier et Cornil, MM. les Drs Berger, Feulard, Hudelo, Gérard Marchant, Talamon et Toupet.

M. le Dr Legroux a particulièrement droit à nos vifs remerciements pour le très bienveillant intérêt qu'il n'a cessé de nous porter et pour ses efforts à nous initier à l'étude si délicate de la pathologie infantile.

Nous sommes tout spécialement reconnaissant à M. le Dr Bonnaire de nous avoir témoigné une sympathie dont nous garderons à jamais le souvenir et de nous avoir fait profiter de son grand savoir en gynécologie.

Nous ne saurions oublier la preuve d'estime et de confiance que nous a donnée M. le Dr Budin, en nous désignant comme moniteur d'accouchements à sa maternité de la Charité; qu'il nous permette ici de l'en remercier vivement.

MM. Charrin et Roger ont droit à notre sincère gratitude pour les excellents conseils qu'ils nous ont donnés dans le cours de nos recherches expérimentales au laboratoire de pathologie générale.

Nous n'oublierons pas non plus les remarquables leçons de clinique médicale que, cette année même, dans le service de M. Bouchard, à la Charité, M. Charrin nous a largement prodiguées.

Enfin, ayant eu le précieux avantage de connaître M. le professeur Bouchard de très longue date, nous avons été à même d'apprécier d'abord son affectueuse sollicitude et, plus tard, son incomparable enseignement. Après nous avoir réservé, à deux reprises différentes, une place dans son service d'hôpital, il nous donne aujourd'hui une nouvelle preuve d'intérêt en acceptant la présidence de cette thèse ; nous le remercions bien profondément de ce témoignage de bonté ajouté à tant d'autres, et l'assurons ici de notre entier dévouement.

SUBSTANCES THERMOGÈNES

EXTRAITES DES TISSUS ANIMAUX SAINS

ET

Fièvres par auto-intoxication

PREMIÈRE PARTIE

DE L'INFLUENCE SUR LA TEMPÉRATURE DES SUBSTANCES CHIMIQUES MINÉRALES ET ORGANIQUES.

Avant d'aborder la question des substances thermogènes extraites des viscères animaux, nous croyons utile d'étudier, au point de vue de leur influence sur la température, un certain nombre de corps regardés par les auteurs comme hyperthermisants ou hypothermisants, selon les résultats d'observations expérimentales et cliniques incomplètes ou interprétées à la légère.

Nous n'avons pas la prétention de passer en revue successivement toutes les substances chimiques minérales, les substances organiques végétales et les substances organiques animales; nous choisirons dans chacun de ces trois groupes de corps ceux auxquels leur emploi fréquent en thérapeutique ou leur présence constante dans l'organisme donne une importance spéciale.

CHAPITRE I

SUBSTANCES CHIMIQUES MINÉRALES.

Pour les corps simples, métalloïdes ou métaux et leurs composés, malgré nos patientes recherches, nous n'avons trouvé que fort peu de renseignements concernant le point de vue qui nous occupe.

Brome. — Le brome, étudié par le Dr Chaumont, dans une thèse sur le bromisme (1), n'influe que très peu sur la température. Dans les intoxications dues à l'emploi de cette substance, il n'y a de fièvre qu'en cas de complications, ou à la période terminale quand l'issue est fatale. Autrement le thermomètre indique un chiffre au-dessous de la normale et l'abaissement peut aller de 0,5 à 1°. Gubler, expérimentant le bromure de potassium, voit, après des doses de 2 à 4 grammes, le pouls se ralentir et la température baisser d'autant plus que la fièvre était primitivement plus intense. Krose, ayant essayé sur lui et des amis ce même corps, a eu une hypothermie de 1° à 2° ; pour lui, le bromure de potassium modère les combustions nutritives.

Iode. — On a généralement admis que l'iode et les iodiques absorbés activaient la circulation et augmentaient la chaleur de la peau ; il y aurait alors une légère fièvre que Lugol avait appelée fièvre iodique.

Acides chlorhydrique, sulfurique, azotique. — Dans une note parue dans les comptes rendus de la Société de biologie, en 1849, Brown-Séquard range ces trois acides en solution très diluée, parmi les corps qui abaissent la température.

Ammoniaque. — L'ammoniaque diminue la chaleur de l'animal. Demarquay a vu chez le chien la température baisser de 39,3 à 35°. Ses résultats ont été confirmés par Böhm, Billroth et

(1) Chaumont. Du Bromisme. Thèse, Paris, 1892.

Husemann. Voici, de plus, le résumé de deux expériences pratiquées, en novembre 1884, au laboratoire de M. Bouchard.

Un lapin du poids de 1.800 grammes reçoit dans les veines 162 c.c. d'une solution d'ammoniaque liquide à 2 pour 1.000, ce qui fait 90 c.c. d'injection et 0 gr. 18 d'ammoniaque par kilogramme d'animal. De 39° sa température tombe à 35° en une demi-heure, et, une heure après l'opération, à 33°. Mort de l'animal.

On injecte à un deuxième lapin pesant 1.875 gr. 49 c.c. d'une solution à 10 pour 1.000 d'ammoniaque liquide, ce qui donne 0 gr. 26 d'ammoniaque par kilogramme. Voici le tableau de ses températures : au moment de l'injection 39,2 ; vingt minutes après, 38,4 ; quarante-cinq minutes après, 36° ; le lapin meurt quelques heures plus tard.

Phosphore. — Un cas d'empoisonnement par le phosphore, dû à Battmann, est accompagné d'une dépression thermique bien marquée. D'après Duméril et Demarquay, les faibles doses s'accompagnent d'une légère ascension, les doses fortes d'une chute de la température.

En somme, l'influence de ce corps est variable. Pourtant, quand, dans un cas d'intoxication phosphorée, surviennent l'ictère et les hémorrhagies, il est à peu près constant de voir le thermomètre monter.

Arsenic. — L'arsenic, à dose faible, non mortelle, ralentit les combustions intimes et diminue la température. Cet abaissement peut être de 2° pour Duméril et Demarquay. Nothnagel arrive au même résultat. Sklarck obtient une hypothermie de 2,4 chez un chat par injection d'arsenite de potasse. Schmidt et Brettschneider ont vu l'urée et l'acide carbonique baisser de 20 à 40 0/0, ce qui indique une très notable diminution des oxydations, et le thermomètre tomber de 4 à 5°, chez des chiens et des lapins, pour des doses capables d'amener la mort.

Antimoine. — L'antimoine et les composés antimoniaux exercent sur l'économie une action controstimulante analogue à celle de la digitale, et un abaissement thermique prouvé par des expériences de Demarquay, Duméril et Pécholier. Orfila fit tomber la température d'un chien de 41° à 36° pour une dose de 0 gr. 50 d'émétique. D'ailleurs, dans les cas d'empoisonnement par cette substance, on a toujours décrit, sous le nom de choléra stibié, un ensemble de symptômes parmi lesquels domine le refroidissement général du corps, particulièrement celui des extrémités.

Potassium, sodium, cuivre, zinc, plomb. — Les sels de potassium et de sodium ; le cuivre, le zinc, le plomb et leurs composés agissent aussi dans le sens de l'hypothermie, mais dans une proportion le plus souvent insignifiante.

Mercure. — Nous arrivons au mercure qui, en raison de son rôle thérapeutique important et des nombreux accidents qu'il a produits, a été l'objet d'études plus approfondies. Les mercuriaux amènent assez souvent un ralentissement notable de la circulation et un abaissement de la température. La fièvre mercurielle de certains auteurs est plutôt le résultat des irritations locales qu'ils déterminent que le fait d'une action propre sur l'économie. On les a même employés comme antiphlogistiques.

A l'extérieur, ils manifestent leur influence par une soustraction de calorique due à leur volatilité. Administrés à l'intérieur, à faibles doses, ils ont paru, entre les mains de certains médecins, diminuer la fièvre. C'est ainsi que Trousseau donnait le calomel dans le rhumatisme aigu ; Formenti préconisait comme antithermique l'injection d'une solution faible de calomel dans la pneumonie. Le calomel, associé au sulfate de quinine, a été encore recommandé comme antipyrétique dans le traitement de la fièvre jaune par Dagnino de Maracaïbo, et par Wunderlich dans celui de la fièvre typhoïde.

Pour le bichlorure de mercure, certains auteurs ont signalé l'hyperthermie produite par les hautes doses de ce sel. Par contre, Barthélemy a rapporté une intéressante observation où la température baissa graduellement jusqu'à 35° chez un homme qui avait avalé du sublimé et en mourut.

Pour le Dr Brun (thèse d'agrégation, 1886) (1) la température ne s'élève guère au-dessus de la normale ; souvent au contraire, elle reste à 37°, ou descend à 36,5 et même 36° dans un premier

(1) Brun. Des accidents imputables à l'emploi chirurgical des antiseptiques.

groupe de cas où tout est dominé par les phénomènes gastro-intestinaux, tandis que, dans un second groupe d'intoxications, moins graves que les précédentes, on note, avec l'éruption hydrargyrique, une élévation thermique pouvant atteindre 38°, 39° 39,5, 40° même.

R. Sebillotte (thèse de Paris, 1891) (1), qui a étudié les intoxications mercurielles chez les femmes en couches, dit que, même dans les formes graves, la température reste normale ou au-dessous de 37°. La fièvre est exceptionnelle, et, quand elle arrive, il semble qu'on doive l'attribuer à l'intensité des phénomènes inflammatoires survenant du côté de la bouche ou de l'intestin.

Pour ce qui est du biiodure de mercure, Brun a rapporté des accidents attribuables à ce sel avec élévations thermiques atteignant 38,5, 39,2 et même 40°.

(1) R. Sebillotte. Intoxications par le sublimé corrosif chez les femmes en couches.

CHAPITRE II

Nous abordons maintenant l'étude des composés organiques. Pour plus de clarté, nous avons fait de ces corps trois groupes : celui des substances végétales, celui des substances animales, et enfin un troisième comprenant les substances qui ne peuvent être rangées dans les deux sortes précédentes, telles que l'antipyrine, le chloral, l'iodoforme, etc.

A défaut d'autre désignation, nous avons réservé à ces derniers composés le nom de substances organiques, sans préciser davantage leur nature ou leur origine.

C'est par eux, tout d'abord, que nous allons poursuivre notre travail.

A. — Substances organiques.

Alcool. — L'alcool a-t-il une influence sur la température ? En quel sens cette influence se manifeste-t-elle ? Sur ce point, beaucoup de recherches ont été entreprises, qui ont abouti à des résultats souvent contradictoires. Passons en revue les principales assertions des auteurs.

La croyance populaire est que l'alcool excite la calorification ; on dit vulgairement que l'alcool *réchauffe*. Des expériences de Nasse (1845) sembleraient le prouver. Pourtant Todd, Béhier avaient déjà indiqué l'action antithermique de cette substance dans les affections fébriles. Lorrain constate que les gens ivres-morts sont refroidis.

Après ces quelques données fournies par la clinique, voici ce que nous apprend l'expérimentation. Duméril et Demarquay sur les animaux, Sydney Ringer et Richards sur l'homme, constatent que l'eau-de-vie ingérée fait en général baisser le thermomètre, mais très légèrement, de quelques dixièmes de degré à peine, quand le sujet est sain et que l'on emploie seulement de petites doses. Lichtenfels et Fröhlich voient un abaissement de

0,5, survenu en quinze minutes et qui dura une heure et demie après l'ingestion de 2 à 3 litres de bière, contenant 3 ou 4 0/0 d'alcool. Tous ces faits sont encore confirmés par des expériences de E. Smith, Maurice Perrin, Marvaud, Magnan, Wunderlich. Pour ce dernier, l'alcool provoque un ralentissement de la nutrition et une plus grande déperdition de calorique à la surface du corps.

Godfrin, absorbant 150 grammes d'eau-de-vie, voit en une heure sa température descendre de 1°. On a publié l'observation d'un jeune homme de 20 ans, qui, après avoir avalé un litre d'eau-de-vie, tomba dans le coma, avec 35° comme température rectale et 96 pulsations.

Paluel de Marmon a cité le cas d'enfants morts ivres avec une hypothermie considérable, 34°. En face de ces faits si caractérisés, nous voyons dans le livre de Wunderlich sur la *Température dans les maladies*, traduction de Labadie-Lagrave, que les boissons alcooliques chaudes produisent une petite ascension thermique, et que le punch, à 50° environ, fait monter le thermomètre de 0,1 à 0,3 en une demi-heure. En outre, des recherches plus précises d'Obernier, de Rabow, de Mainzer, de Riegel, montrent qu'il y a tantôt élévation, tantôt abaissement.

Les résultats sont donc contradictoires, mais les variations en plus ou moins sont toujours minimes. De même M. Parkes, en 1870, étudiant cette question, arrive à cette conclusion, qu'il y a très légère ascension thermique, « ce qui » dit M. Joffroy, dans sa thèse d'agrégation sur la *Médication par l'alcool,* « lui attira une critique acerbe de la part du professeur Binz, comme si le résultat d'une expérience ausi simple n'était pas indépendant de l'expérimentateur ». Il est vrai que, plus tard, en 1874, Parkes obtint un faible abaissement avec les mêmes doses d'alcool, administré pourtant, cette fois, non au moment du repas, comme il avait fait lors de ses premiers travaux, mais à jeun.

Enfin de recherches plus récentes entreprises par Bochefontaine sur des chiens au laboratoire de l'Hôtel-Dieu, il ressort qu'à dose non toxique l'alcool n'influence pas la température. En général, dit Hayem, il faut des doses très fortes pour produire un abaissement thermique notable ; et, de plus, les effets thermiques sont atténués par l'accoutumance des sujets et deviennent à peine sensibles ou même tout à fait nuls chez les buveurs. Chez les fébricitants, il en est de même, l'alcool n'a d'action thermique prononcée qu'absorbé en quantité considérable.

Ether. — Dans une première série d'expériences, Demarquay, faisant respirer de l'éther à des chiens, voit la température d'un premier animal monter de 1° en neuf minutes ; un second n'a pas de variation thermique après neuf minutes, mais au bout de deux heures, il présente une hypothermie accentuée, 36,5 ; il est mourant ; on cesse l'inhalation des vapeurs éthérées, il renaît peu à peu à la vie, et il atteint bientôt 40°. Chez un troisième chien on constate 1° d'abaissement après une heure. Demarquay refait ses recherches avec Duméril, et ces deux expérimentateurs observent que le thermomètre monte d'abord, pendant la période d'excitation, puis descend de 1°, 2°, 2,5 ; chez les oiseaux l'abaissement peut aller jusqu'à 3,8. Cette hypothermie s'explique par la dilatation des vaisseaux cutanés, bien visible quand on pratique l'anesthésie, dilatation vasculaire qui s'accompagne nécessairement d'une déperdition exagérée de chaleur.

Chloroforme. — Comme l'éther, le chloroforme provoque une légère chute du thermomètre, précédée d'une petite ascension due à la période d'excitation. Cela a été démontré en 1848, par Duméril et Demarquay qui expérimentaient sur des chiens. Un premier voit sa température descendre de 0,6 ; un deuxième animal de 0,7 ; chez un troisième l'abaissement est de 1,5, et chez un dernier de 4,8. Scheinesson confirme ces résultats ; en deux heures, il obtient une hypothermie de 4°, de 38,6 à 34,5. Wegner constate que cet abaissement thermique se produit même si l'on empêche la perte de calorique, par exemple en enveloppant l'animal d'ouate ; au bout de cinq heures, un chien n'avait plus que 29° au lieu de 37,5. Chez l'homme, après une longue chloroformisation, on a trouvé 35° dans le rectum. Cette recherche sur l'homme a été faite surtout par Simonin, de Nancy, qui a vu nettement les deux périodes d'ascension d'abord, puis de descente, les variations de la température ne dépassant pas 2° comme limites extrêmes.

Iodoforme. — Dans la thèse de Brun, que nous avons déjà signalée, nous voyons que, dans les intoxications légères, le thermomètre ne marque que des oscillations insignifiantes, avec un pouls fréquent de 110-120 par minute. Mais Max Schede décrit une fièvre iodoformique pouvant s'élever jusqu'à 40° et plus pendant des semaines. Falkson croit à une erreur d'interprétation et considère ces températures comme l'indice d'une fièvre septique. Dans les intoxications graves, Kœnig admet l'absence à peu près complète de fièvre, et pourtant, dans ses observations, on remarque les chiffres de 38°, 38,5. Frischman, de son côté, rapporte un cas où, pendant huit jours, la température resta cantonnée entre 38 et 40°. De même, Kœberlé a publié des faits où des fièvres de 38°, 38,5 39,5 n'étaient attribuables qu'à l'iodoforme.

Par contre, on a attiré l'attention sur des cas où de fortes doses d'iodoforme avaient produit une véritable hypothermie et conduit les malades au collapsus.

Chloral. — Le chloral fait baisser la température; Demarquay, puis Labbé et Goujon notent 1° de chute chez les animaux, Richardson, Krishaber, Dieulafoy ont vu 2°, et Hammersten jusqu'à 6°. Vulpian qui a observé chez un chien une hypothermie de 12°, de 39,5 à 27°, en trois ou quatre heures, avec survie, attribue cet effet à l'extrême dilatation des vaisseaux cutanés. On possède plusieurs observations d'intoxications chloraliques chez l'homme avec la notation des températures; c'est ainsi que Lewinstein vit un homme de 35 ans, après l'absorption de 25 grammes d'hydrate de chloral cristallisé, n'avoir plus que 32,6 de chaleur centrale. La guérison fut obtenue dans ce cas par des injections de strychnine et la faradisation du phrénique. De même, Impstein a suivi un autre malade chez lequel le thermomètre ne marquait que 35°. Le réchauffement du corps et la lutte contre l'hypothermie constituent même un bon moyen de guérison dans les empoisonnements par le chloral; ce fait a été établi par Richardson et Brunton qui l'ont basé sur l'expérience suivante : on donne à 3 cobayes la même dose toxique de chloral; un premier, abandonné à lui-même, meurt en quatre heures; un deuxième, enveloppé d'ouate, survit, mais reste endormi pendant vingt-deux heures; quant au troisième, plongé dans un bain d'air chaud, non seulement il survit également, mais il se réveille après sept heures de sommeil seulement.

Acides acétique, citrique, tartrique. — Ces acides organiques passent pour faire baisser la température. Hirsch, Heine, Hergott, ont en effet vu un abaissement considérable, jusqu'à 34,2, après une injection sous-cutanée d'acide acétique.

Acide cyanhydrique. — L'acide cyanhydrique, de même, produit un certain degré d'hypothermie ; Demarquay a vu le thermomètre descendre de 1,5 à 2°. Ses expériences ont été contrôlées et vérifiées par Claude Bernard et par Rabuteau.

Acide phénique. — Avec l'acide phénique, nous allons rencontrer les opinions contradictoires signalées déjà précédemment dans l'étude de plusieurs substances. C'est ainsi que Volkmann prétend que les fortes doses en sont pyrétogènes. De même Sonnenbürg et Küster en 1879 lui attribuent certaines élévations thermiques fébriles. Dans la thèse de Brun, au contraire, nous voyons de nombreuses observations d'intoxications phéniquées aiguës avec des températures de 36°, 35°, 34°, 31° même, dans les intoxications chroniques, la chaleur semblant, au contraire, augmenter, 38°, 39°, 39,5. L'hypothermie est regardée comme constante par Kocher et Billroth. Krönlein a publié un cas où le thermomètre descendit à 35,2 pour une dose de 15 grammes d'acide phénique cristallisé. Le professeur Hayem écrit dans ses *Leçons de thérapeutique* que pour des doses excessives de 5 à 20 grammes, la température, après avoir éprouvé une légère élévation, subit un abaissement qui peut devenir considérable et mener au collapsus et à la mort. Cette légère élévation thermique du début, si elle existe, n'est pas constante. Car nous ne la voyons pas signalée dans trois cas d'intoxication phéniquée aiguë, observés attentivement et soigneusement suivis, étape par étape.

Les deux premiers sont dus à M. le professeur Bouchard qui les a recueillis dans son service à l'hôpital Lariboisière en 1884. Pour réaliser l'antisepsie intestinale chez les typhiques, on donnait, entre autres médicaments, des lavements contenant 0 gr. 50 d'acide phénique pour 1000 d'eau. Par suite d'une erreur, un matin, les lavements furent préparés avec 50 grammes d'acide phénique, et l'on calcula que deux malades reçurent chacun exactement 960 grammes d'eau renfermant 48 grammes d'acide phénique. Les cris de douleur que poussèrent ces malheureux empêchèrent de donner le même lavement à d'autres typhiques. Immédiatement, on vide leur intestin, on le lave en faisant passer une grande quantité d'eau. Les deux malades sont dans le coma, et leur température est tombée à 34,8. Après un certain temps ils reviennent à eux, et se remettent peu à peu. Mais, vers une heure de l'après-midi, on constate chez tous deux la même hyperthermie considérable, 41,8. Le lendemain matin, ils avaient, l'un et l'autre, une température normale, 37,4.

Il est évident que, dans ce double cas, si l'on n'avait recherché que tardivement, dans l'après-midi par exemple, ce qu'indiquait le thermomètre, on aurait commis une grave erreur en prétendant que l'acide phénique est puissamment thermogène et c'est ainsi, très vraisemblablement, par cette insuffisance d'observation, que l'on peut expliquer l'affirmation erronée de Volkmann. La poussée fébrile qui succède à l'hypothermie est tout simplement le résultat de la compensation et son intensité est rendue logique, et même nécessaire, par la chute si grande de la température antérieure.

Chez l'individu sain, l'acide phénique produit le même abaissement que chez le fébricitant : nous en trouvons la preuve dans une communication orale de M. le Dr Roger. Il y est question d'un homme qui avale, par mégarde, un verre de solution phéniquée, et dont la température rectale baisse rapidement à 35,8 ; il est vrai que cette fois encore, quelques heures après, une ascension thermique atteignant 39,5, et simplement compensatrice, aurait pu en imposer pour une fièvre due au toxique lui-même.

Acide salicylique. — L'acide salicylique et le salicylate de soude, d'après Köhler, font baisser la température. Pour Führbringer, ils n'auraient sur elle aucune influence, à moins qu'elle ne soit fébrile. Wolfberg constate qu'avec 4 ou 6 grammes on produit une chute thermique, mais moins accusée que celle de la quinine ; c'est aussi l'opinion du professeur Germain Sée.

Antipyrine. — Pour ce produit relativement nouveau, puisque Filehne (d'Erlangen) fit une première communication sur les propriétés antithermiques de ce corps en 1884, les opinions concordent presque toutes ; il abaisse la température. Cet abaissement a été constaté par Henocque et Arduin sur des cobayes et des grenouilles. Même effet observé chez le lapin ; de plus,

Girard, de Genève, a vu chez le même animal l'antipyrine ramener à la normale la température dont l'ascension avait été provoquée par une lésion traumatique expérimentale (1887). Chez l'homme sain, tandis que Müller affirme avoir constaté un abaissement de quelques dixièmes de degré au-dessous de la normale, Biermer a observé, après l'ingestion de 5 grammes de médicament, une ascension d'un demi-degré, avec une transpiration légère. Mais la question ne saurait être douteuse chez l'homme malade fébricitant; ici l'antipyrine abaisse sûrement la température et le fait est trop connu pourque nous nous y arrêtions plus longtemps. Les enfants fébricitants, eux aussi, supportent bien l'antipyrine et retirent de grands bénéfices de son emploi, à la condition, naturellement, que les doses soient proportionnées à leur âge; l'abaissement thermique est, comme chez l'adulte du reste, de 1° à 3°. Cette diminution de chaleur est sous la dépendance de deux causes; tout d'abord la vaso-dilatation périphérique très marquée qui produit une soustraction de calorique au centre, et, en second lieu, la propriété de l'antipyrine de retarder les oxydations. A. Robin dans une communication à l'Académie de médecine avait dit : « il est probable que l'antipyrine influence d'abord et comme directement le système nerveux, et que celui-ci réagit secondairement sur la désintégration et les oxydations générales. »

Antérieurement déjà, Brouardel et Loye avaient présenté, à la Société de biologie, le résultat d'expériences d'où il ressortait que cette substance ralentit et même supprime à doses très faibles les échanges organiques élémentaires.

B. — Substances organiques vegétales.

Champignons. — Dans les cas d'empoisonnement par les champignons on a constamment noté que la température s'abaisse; il y a refroidissement général et collapsus.

Jusquiame, camphre, euphorbe. — Ces trois produits sont signalés dans la note de Brown-Séquard à la Société de biologie, que nous avons déjà citée, et rangés parmi les dépresseurs de la température. Leur action se manifeste d'ailleurs dans des limites assez étroites. Pour Wunderlich, le camphre produirait une légère ascension.

Ipecacuanha. — Des expériences de Pécholier sur les lapins ont montré qu'avec des doses de 2 à 4 grammes on obtenait un abaissement thermique de plusieurs degrés.

Eucalyptol. — L'eucalyptol, au début, a été admis de confiance comme antipyrétique; mais cette assertion est loin d'être fondée, et Barallier (*Dic. de méd. et de chir. prat.* XXIII) écrit que la dose de 50 à 80 gouttes d'essence peut faire parfois survenir un peu de fièvre.

Veratrine. — Cet alcaloïde, extrait des semences de la cévadille et des bulbes de colchique, abaisse manifestement la température, presque tous les expérimentateurs en font foi. Pégaitaz voit une hypothermie de 3° à 3,5 chez des chiens en bonne santé. Stöhr fait descendre de 2° la température centrale des animaux pour 2 grammes de résine de veratrum viride.

Pécholier arrive aux mêmes conclusions.

Mais cette action antithermique, d'après Labbée, Hermann et Claus, est surtout marquée dès qu'apparaissent des accidents graves d'intoxication. Elle est aussi plus manifeste chez les fébricitants, surtout chez les pneumoniques; et Braun, Drasche, Kocher ont obtenu dans ces conditions des chutes de 1° à 3°. Högyes, seul, donne une opinion différente ; pour lui, la vératrine produirait une élévation thermique. Pour certains auteurs, encore, cette substance ferait d'abord monter, puis descendre la température.

Strychnine. — La strychnine produit indirectement des hyperthermies considérables chez les chiens, 43° à 44°; indirectement, parce que le premier et principal effet de la strychnine est de provoquer des contractions musculaires excessives, des convulsions violentes; et c'est ce travail musculaire exagéré qui est la source de production de calorique. Cela a été démontré très nettement par des expériences de Vulpian qui empêchait les convulsions et, par suite, toute élévation thermique, par la curarisation des animaux. Dans de telles conditions, on voit tout d'abord le thermomètre s'abaisser de 1° environ, puis remonter à la normale (Murron, Bouchard, 1864).

Eserine. — L'action sur la température de l'alcaloïde de la fève de Calabar a été très peu étudiée; il y a fort peu d'observations d'intoxication connues, et aucun cas mortel. On sait que l'éscrine provoque des convulsions chez les animaux tels que le chien, le lapin; il y a, par suite, élévation thermique. En dehors de cette thermogénèse musculaire, Fraser aurait constaté un abaissement de 2°.

Nicotine. — La nicotine, d'après Claude Bernard, causerait une augmentation de chaleur centrale. Pour Tscheschichin, au contraire, il y aurait dépression thermique. La vérité est qu'au début, la température reste normale, puis qu'elle s'élève quand les spasmes musculaires surviennent. M. Foussard pense, avec raison, que rien de positif ne peut encore être affirmé touchant l'action de cet alcaloïde sur la chaleur du corps. Il faut, en effet, tenir compte d'une source de modifications importantes dans la production de calories la contracture et la paralysie musculaire : Si l'on trouve que le thermomètre s'élève pendant la première période, rien ne prouve que ce ne soit pas sous l'influence du tétanisme; s'il baisse pendant la période de collapsus, nous ne savons pas jusqu'à quel point on pourrait affirmer que le silence des muscles n'en est pas la cause unique. La question reste encore à étudier. [A. Bordier (*Dic. des sciences méd.*)]

Dans l'intoxication chronique par la nicotine, le niveau de la température reste généralement au dessous de la normale. A la Société de médecine de Vienne, février 1887, M. Favarger a rapporté l'observation d'un homme qui, pendant les quelques semaines précédant sa mort, avait une température oscillant entre 34,6 et 36,6, avec un pouls petit et très fréquent de 140 à 160 pulsations à la minute.

Pilocarpine. — On n'est pas d'accord en ce qui concerne l'action initiale du jaborandi sur la chaleur animale. D'un côté, A. Robin voit la température axillaire s'élever graduellement jusqu'au moment où la sudation s'établit, de 4 dixièmes de degré environ; Green, Pelicier, Weber, Scotti, Frommüller, Pitois admettent de même que la température rectale monte de 0,5 à 1° dans la première période d'action de la substance médicamenteuse ; de l'autre Sydney Ringer et Gould, Riegel et Bardenhewer, Dumas (thèse de Paris, 1875) estiment qu'elle baisse de 0,22 à 0,77 dès le début. Cette incertitude et ces contradictions cessent d'ailleurs si l'on envisage l'état de la température vers la fin de l'action excito-secrétoire, où tout le monde admet alors l'abaissement thermique. Nous citerons, entre autres, des expériences de Gillet de Grandmont où cet auteur voit une injection hypodermique de pilocarpine faire descendre le thermomètre, placé dans le rectum, de près de 1° pendant plusieurs heures; de même Bardenhewer, dans de pareilles conditions, a vu survenir un abaissement de 5 à 6° pendant la durée du stade de sueur.

Digitale et *digitaline.* — Il résulte d'expériences de Bouley et Reynal, de Hirtz, de Traube, de Wunderlich que, chez les fébricitants et, en particulier, chez les fébricitants pneumoniques, l'effet particulier de la digitale, et de la digitaline qui agit dans le même sens, est d'amener la défervescence. Si son influence sur la température dans l'état physiologique est moins démontrée que dans l'état morbide, elle n'en existe pas moins; Dumeril, Leconte et Demarquay, dans leurs recherches, ont obtenu des variations tantôt dans le sens d'une élévation, tantôt dans celui d'un abaissement thermique. Ces recherches, reprises plus récemment, ont abouti à des conclusions plus précises. Pendant le stade d'augmentation de la pression sanguine (le premier effet de la digitale étant d'accroître l'énergie cardiaque), Ackermann a noté chez le chien un léger abaissement thermique rectal. Une dose plus forte de substance, amenant une diminution de la pression du sang, causait une petite élévation de la température. Et ces oscillations thermiques rectales s'accompagnent de modifications inverses à la surface du corps. En effet, au début, la contraction du cœur devient plus énergique, la circulation se fait plus intense; comme conséquence, la température s'élève à la périphérie et par suite baisse au centre. Donc la digitale n'augmente pas la production, mais bien la déperdition de la chaleur. Dans les cas d'intoxication par cette substance, on a toujours noté le refroidissement général, centre et extrémités.

Cocaïne. — Pour le professeur Ch. Richet, à la suite de l'administration de la cocaïne, l'élévation constante de la température, coïncidant avec une déperdition plus grande de calorique, implique une production de chaleur très notablement accrue. Pour certains auteurs, l'augmentation de la chaleur à la surface du corps se voit dès le début, tandis que cette augmentation au centre n'est qu'une action secondaire.

Somme toute, la cocaïne est une substance hyperthermisante. Gazeau, dans une observation personnelle, ayant absorbé une assez forte dose de coca, a éprouvé de même une petite élévation thermique.

Morphine. — Ici encore, nous allons voir que les auteurs sont loin d'être d'accord sur les effets calorifiques de la morphine. En 1847, Demarquay voit le thermomètre baisser de 39,6 à 37° chez des chiens en expérience. Bailly déclare que cet alcaloïde n'a aucune influence sur la température. Trousseau et Bonnet montrent que cette assertion est contraire à l'impression clinique, et qu'il y a élévation thermique cutanée. Si Gubler enseigne que l'opium augmente la calorification, Vulpian n'arrive qu'à des résultats beaucoup moins positifs. Calvet (thèse de Paris, 1877) observe, dans le morphinisme aigu, que la chaleur est légèrement augmentée au début et baisse ensuite rapidement; mais, parfois, la première période manque, et la deuxième suit immédiatement l'injection. Dans le morphinisme chronique, la température baisse progressivement. Ces conclusions sont absolument opposées aux résultats de Robert Oglesby (1870). Cet auteur injecte sous la peau à un jeune chat 1/8 de grain ou environ 0 gr. 008 de biméconate de morphine; quatre heures après, la température s'était élevée de 3,2 Farenheit (1,67 centigrade). Dans d'autres expériences, le résultat fut moins marqué, mais bien net pourtant. Maintenant on croit généralement que, à doses faibles, la morphine fait monter le thermomètre même dans la profondeur du corps, tandis que, à fortes doses, il se produit un abaissement thermique central, bien observé dans les cas d'intoxications graves ou mortelles. Cet abaissement, pour certains expérimentateurs, serait dû à l'action directe de la morphine sur la nutrition cellulaire.

Aconitine. — Dans les expériences toxicologiques et les empoisonnements accidentels avec cette substance on a constamment noté, parmi les symptômes, la diminution de la température manifestée non seulement par la sensation de froid accusée par le sujet, par la pâleur remarquable de la face qui est froide au toucher, mais aussi par l'indication thermométrique. Cela résulte d'expériences de Schroff et a pu être contrôlé dans un cas où la dose médicale avait été dépassée.

Atropine. — Pour Dumeril, Demarquay et Leconte (1851-1853) des doses faibles d'atropine produisent une hyperthermie qui peut être considérable et aller jusqu'à 4° ; des doses élevées ne causent que très rarement d'élévation thermique ; le plus souvent elles amènent une hypothermie de 1° à 3°. G. Lemattre a confirmé ces résultats qui indiquent une grande analogie d'action sur la calorification entre l'atropine et la cocaïne. Par contre, il est vrai, Schroff déclare que des doses petites et moyennes ralentissent régulièrement le pouls et abaissent proportionnellement la chaleur animale ; c'est aussi l'opinion de Lichtenfels et de Fröhlich.

Curare. — Jadis on avait cru que le curare produisait de l'hypothermie. En en étudiant les effets de plus près, on voit qu'il cause d'abord une vaso-dilatation accentuée des extrémités, avec élévation thermique de ces parties. C'est cette perte exagérée de calorique qui avait fait conclure à un abaissement de la température centrale imaginaire et faux, puisque, non seulement il n'y a pas abaissement, mais au contraire, on note une hyperthermie plus ou moins marquée, constante en tout cas. En effet de petites doses de curare augmentent la température et peuvent même donner de francs accès de fièvre, avec température axillaire de 40,4, pouls rapide (140 pulsations) et respiration fréquente (36 par minute.)

Cette fièvre curarique a été observée par A. Voisin et Liouville (1866-1867) chez des épileptiques traités par le curare. Fleischer a confirmé l'action thermo-élévatrice de cette substance. Ces phénomènes fébriles, loin d'être spéciaux à l'homme, se retrouvent mais affaiblis et moins nets chez les animaux curarisés ; c'est ce qui les avait fait ignorer des observateurs. Ainsi, pour Tscheschichin, dans les quelques minutes qui suivent l'injection, il y a un léger abaissement thermique qui s'accentue jusqu'à ce que les convulsions éclatent ; alors seulement la température remonte sensiblement, mais due au travail musculaire exagéré.

Röhrig, Zuntz, Riegel, Israël penchent aussi pour un abaissement thermique pouvant aller jusqu'à 2° ou 3°. Vulpian et

Cl. Bernard ne reconnaissent au curare qu'une très faible action sur la température centrale, mais plutôt dans le sens de l'élévation ; Vulpian pourtant a cité un cas où le thermomètre descendit régulièrement de 5° en deux heures et demie.

Caféine. — Malgré l'opinion de quelques rares auteurs, il est admis et reconnu que la caféine élève la température de 0,6 environ à doses moyennes ; à doses plus fortes l'élévation peut aller de 1° à 1,5. Wunderlich a noté aussi après l'ingestion de café fort une légère ascension thermique qui atteint son maximum, 2 à 4 dixièmes de degré, au bout d'une heure à peu près.

Quinquina et *quinine.* — Le quinquina n'exerce sur la température normale qu'une action très peu marquée ; de là les nombreuses contradictions à ce sujet. Pour Bretonneau, cependant, le quinquina à hautes doses, détermine chez beaucoup de gens un mouvement fébrile assez intense. Quant à la quinine, elle ne modifie pas la température normale, mais elle agit puissamment, en la baissant, sur celle de certains fébricitants, les paludéens, les typhiques par exemple, et aussi dans quelques affections à streptocoques, telles que l'infection puerpérale, tandis que son action est nulle dans l'érysipèle, autre affection à streptocoques. Chez l'homme sain, pour une dose de 2 gr. 50, qui est une dose très active, Liebermeister a obtenu 0,1 d'élévation ; dans un autre cas, pour la même quantité, on avait noté 0,1 d'abaissement ; en somme, aucune influence. La véritable action de la quinine, qu'ont bien vue Jurgensen et Liebermeister, c'est l'action régulatrice quotidienne de la chaleur, la diminution des oscillations dont la courbe se tend de plus en plus et arrive à être presque rectiligne.

Après avoir parcouru cette série de substances, il nous paraît utile de parler d'une classification donnée par M. le professeur Ch. Richet (1) des principaux poisons d'après leur influence sur le système nerveux et par suite sur la température. Après avoir fait remarquer que la plupart des poisons, sinon tous, ont une sorte d'affinité élective pour le système nerveux, que c'est sur lui qu'ils portent de préférence leur action, M. Richet élimine

(1) Ch. Richet. Les poisons et la température. *Revue scientifique*, 1886, 1er semestre.

d'abord les rares poisons qui agissent primitivement sur d'autres éléments que les cellules nerveuses, tels que les poisons du sang, l'oxyde de carbone, qui s'attaque exclusivement aux globules sanguins, l'hydrogène sulfuré, le bioxyde d'azote, l'eau oxygénée, l'ozone. L'ancien terme de poison musculaire doit être abandonné, il n'y en a pas, car la vératrine a été reconnue comme agissant non sur le muscle, mais sur le système nerveux.

Tous les toxiques nerveux sont groupés en 6 classes :

1° *Poisons sur le type chloroforme.* — Psychiques et anesthésiques, comprenant les alcools, les éthers, les essences, et toutes les substances volatiles insolubles dans l'eau. Leur action sur la température se divise en deux périodes bien distinctes : période d'excitation, avec élévation thermique, parfois très faible, parfois même manquant, et période de dépression et de stupeur où toutes les actions chimiques des tissus sont ralenties, où moins d'oxygène est consommé, moins d'acide carbonique est exhalé, et où l'on constate un abaissement de la température.

2° *Poisons sur le type strychnine.* — Poisons de la vie animale dont le principal effet est la convulsion. Au début, on note de l'hyperthermie pendant la phase convulsive ; mais, plus tard, quand les muscles sont relâchés, la température descend et baisse même au-dessous de la normale. C'est ainsi qu'agissent la brucine (Vulpian) l'igasurine (Chastaing), la ditaïne (Harnack), la thébaïne (Magendie, Cl. Bernard), la picrotoxine (Vulpian), la caféine (Leblond, thèse de Paris 1883), la cédrine (Restrèpo, thèse de Paris 1881), la pelletiérine (Bordreau, thèse de Paris, 1880), la spartéine (thèse de Legoy, Paris, 1884) et sans doute aussi l'ammoniaque. Ce sont des poisons médullaires.

3° *Poisons sur le type aconitine.* — Bulbo-médullaires, poisons de la vie organique, qui paralysent le bulbe, centre de la vie animale et par conséquent font baisser la température. Mais si, par la respiration artificielle, on empêche l'asphyxie et la mort, les convulsions apparaissent bientôt, et l'hyperthermie survient, parfois colossale, 45,6, dans un cas d'intoxication par la vératrine. Dans ce groupe, on peut ranger la vératrine, la colchicine, la digitaline, la thalictrine (Doassans, 1881), l'ergotinine, la saponine (thèse de Lhomne, Paris 1883).

4° *Poisons sur le type morphine.* — Poisons cérébraux, ou

de la vie psychique. Parmi eux on cite la quinine, la cocaïne, la cinchonine, la cinchonidine, la cinchonamine.

5° *Poisons sur le type curare.* — Poisons agissant sur les extrémités nerveuses périphériques de la vie animale, plaques motrices des muscles striés.

6° *Poisons sur le type atropine.* — Agissant sur les extrémités nerveuses périphériques de la vie organique (muscles lisses cœur, glandes), renfermant la hyoscyamine (thèse de Laurent, Paris, 1870), la conicine, et peut-être aussi la pilocarpine et l'ésérine.

M. Richet fait remarquer de plus que l'action d'un toxique sur le système nerveux varie avec la dose injectée et par suite le degré d'excitation des cellules nerveuses. C'est ainsi qu'une irritation légère de la moelle, par exemple, provoque des convulsions et de l'hyperthermie, tandis qu'une irritation trop intense ou trop prolongée amène de la paralysie, du relâchement musculaire et de l'abaissement thermique.

A la suite des substances organiques d'origine végétale, nous croyons devoir étudier l'influence sur la température de certains végétaux infiniment petits, microorganismes parmi lesquels nous passerons en revue la levure de bière, un champignon l'*Oospora Guignardi* trouvé dans les mucosités bronchiques de l'homme par M. Bouchard, et les microbes pathogènes en général qui sont habituellement classés aujourd'hui parmi les champignons et les algues, bien qu'ils s'en séparent par plusieurs caractères importants, tels que l'absence de fonction chlorophyllienne et, pour certains d'entre eux, la possibilité de vivre sans air et de se déplacer.

Levure de bière. — Le 12 mars 1889, M. le professeur Hayem faisait, au nom de M. Roussy, une communication à l'Académie de médecine sur la pyrétogénine, substance soluble sécrétée par les cellules de la levure de bière. Sans vouloir entrer dans des détails précis au sujet de cette diastase, nous dirons que l'auteur avait déjà produit une élévation de température très marquée par l'injection dans les veines d'eau de macération de levure. Puis, il en isola un principe pyrétogène en traitant par une grande quantité d'alcool fort, une petite quantité d'eau distillée stérilisée, où plusieurs kilogrammes de cellules de levure pure avaient été réduites à l'autophagie. Les différentes substances ainsi obtenues peuvent être séparées ou purifiées grâce à leur inégale solubilité dans l'eau, l'alcool pur ou additionné d'eau en quantité variable. La pyrétogénine se présente sous l'apparence d'une matière blanche, granuleuse, homogène, soluble dans l'eau, faiblement volatile et répandant une odeur de levure. Le pouvoir thermogène en est considérable ; quelques dixièmes de milligramme par kilogramme d'animal déterminent rapidement chez le chien l'accès de fièvre le plus intense et le plus typique. Cet accès décrit son évolution en neuf ou dix heures, et en trois phases au cours desquelles se déroulent tous les troubles fonctionnels qui caractérisent l'accès de fièvre paludéenne.

Oospora Guignardi. — En 1890, M. le professeur Bouchard, en faisant des cultures d'expectoration de bronchite grippale, y reconnut la présence de plusieurs microbes connus et d'un autre spécial dont l'examen, fait par MM. Sauvageau et Radais, montra l'identité avec le champignon appelé *oospora Guignardi.* Les cultures de cet organisme, étudiées par MM. Bouchard et Charrin, injectées à l'animal, ne se sont jamais montrées pathogènes ; mais elles produisent une intoxication passagère avec des modifications de la température variables suivant l'ancienneté de la culture. Les cultures récentes produisent une élévation thermique notable ; les expériences suivantes, pratiquées au laboratoire de M. Bouchard, en témoignent :

Un premier lapin (1) reçoit dans les veines de l'oreille 5 c.c d'une culture pure ; sa température initiale de 39,8 monte aussitôt après l'injection. En trois quarts d'heure, elle arrive à 40,5 ; elle atteint 40,7 en une heure et demie ; et trois heures et demie plus tard, elle était encore à 40,7. Le lendemain, vingt-quatre heures après environ, la température était normale.

Chez un deuxième lapin (2), on fait dans les mêmes conditions une injection de 6 c.c. d'une culture du même âge à peu près. L'ascension thermique est ici plus rapide et plus considérable. De 39,2 au moment de l'opération, le thermomètre s'élève en une demi-heure à 40,4 et à 40,8 en une heure.

(1) Tracé A. — (2) Tracé B.

Par contre, les cultures anciennes provoquent des hypothermies énormes. C'est ainsi qu'un lapin, chez lequel on fait pénétrer 6 c.c. d'une culture conservée au moins cinq mois dans le laboratoire, présente une chute thermique des plus marquées : 39,2 à 4 h. 45, au moment de l'injection ; à 5 h. 15, en une demi-

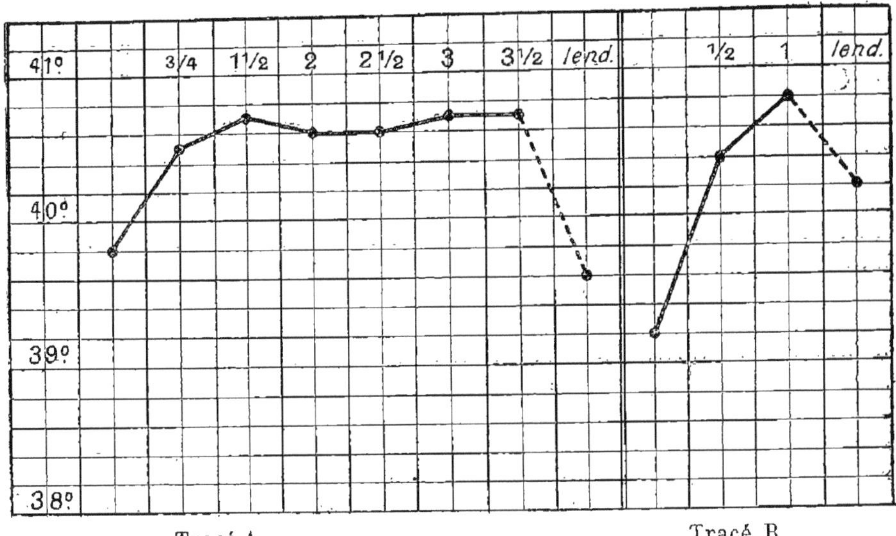

Tracé A. Tracé B.

heure 37,9, déjà plus de 1° d'abaissement. A 5 h. 45, 37,6 ; 37,5 à 6 h. 15. Le lendemain à 11 1/2 36,2 ; l'hypothermie s'est encore accentuée depuis la veille ; à 2 h. de l'après-midi 35,6 ; à 3 h. 35,9 ; 35,5 à 4 h. Le surlendemain à 2 h. on voit la température tendre vers la normale ; elle est en effet de 38° (1). Voici encore un cas où le degré de l'hypothermie dépasse de beaucoup le précédent. Il s'agit d'un lapin qui reçoit en injection dans les veines 8 c.c. de la même culture vieille. Au moment de l'opération, le thermomètre marque 39,8 ; le lendemain vers 3 heures de l'après-midi, on ne trouve que 32,8 ; ce qui fait 7 degrés d'abaissement (2).

Microbes pathogènes. — On sait aujourd'hui que les fièvres infectieuses sont causées par des matières toxiques d'origine microbienne ; mais cette notion n'est parfaitement établie et démontrée que depuis quelques années ; elle est due à des travaux de MM. Charrin et A. Ruffer. Sans nous étendre longue-

(1) Tracé C. — (2) Tracé D.

ment sur l'historique de cette question, nous pouvons dire que, en 1822, Gaspard institua le premier des recherches expérimentales sur les troubles que cause l'introduction de matières putrides dans l'économie. Il faisait une infusion de viande putréfiée,

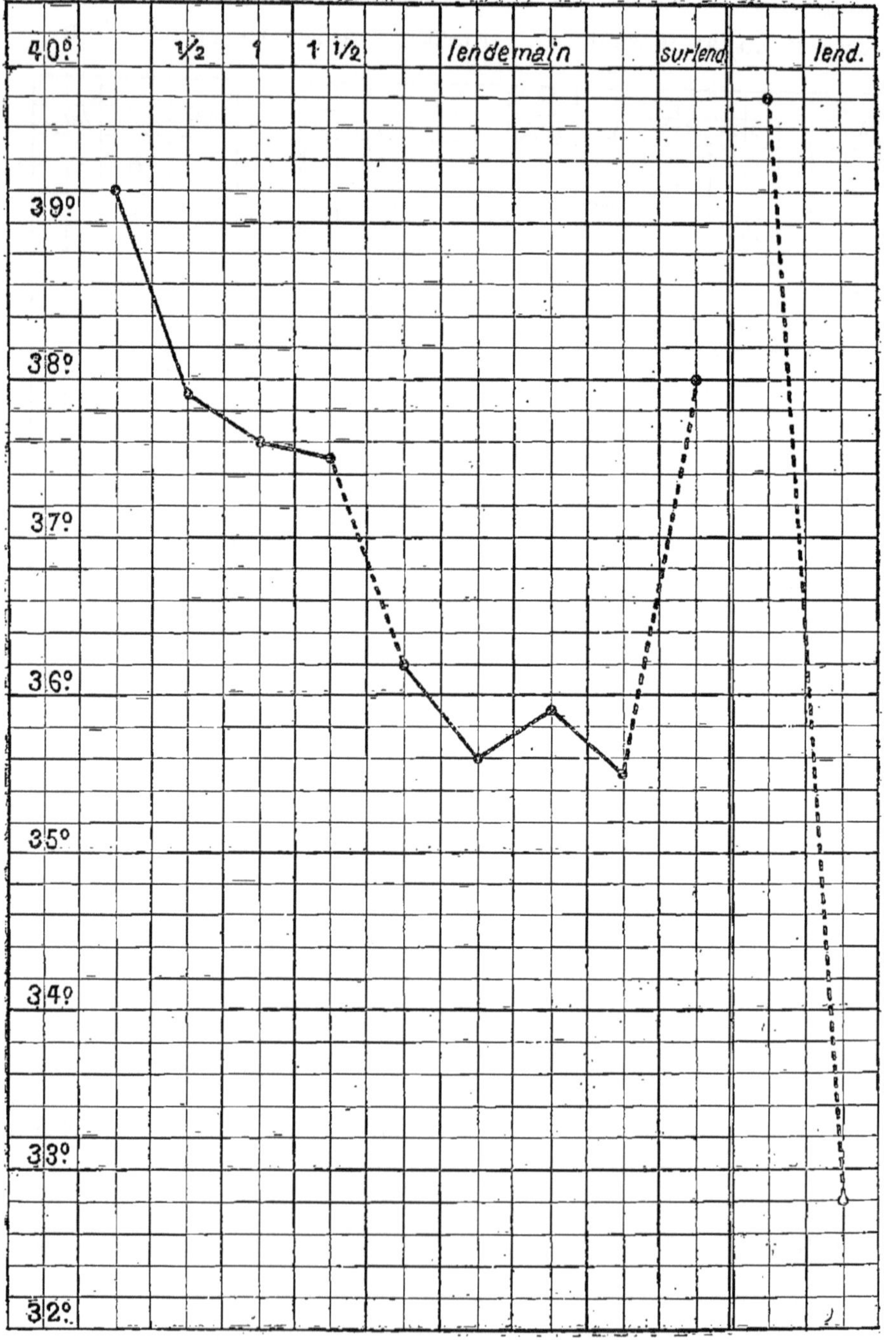

Tracé C. Tracé D.

puis l'injectait aux animaux ; parmi plusieurs autres symptômes tels que vomissements, diarrhée, trémulation, faiblesse musculaire, il constatait une fièvre assez intense.

Après une longue période de temps où l'on ne peut relever aucun document se rattachant à cette étude, en 1864, Billroth et Husschmidt provoquent une augmentation de la température rectale, sensible au bout de deux heures, ayant son maximum entre deux et vingt-huit heures, caractérisée par 1° à 2,2 d'élévation, pour des injections de liquide ichoreux ou de pus frais. Après une seule injection, l'acmé était suivie de défervescence ; après plusieurs, la mort survenait dans le cours de l'hyperthermie. Dans le courant de la même année, 1864, O. Webers ignale aussi le pouvoir pyrétogène du pus introduit dans le tissu sous-cutané, dans les cavités séreuses et dans le sang. Il remarque, de plus, l'effet thermo-élévateur du sang des animaux pyémiques et même du sang d'animaux atteints seulement de fièvres inflammatoires ; dans ce dernier cas, la fièvre provoquée est peu intense, de 0,65 à 1,15.

Deux ans après, Frèse, en 1866, reprend ces expériences et en multiplie les conditions opératoires. Plus tard, M. Chauveau prouve que l'injection de liquides putrides, stérilisés par l'échauffement à 100°, mais non filtrés, élèvent la température.

Plus tard encore, Brieger extrait de substances animales en putréfaction un corps particulier, la mydaléine, capable de provoquer l'hyperthermie.

En 1887, Sérafini, se proposant de rechercher le mécanisme de la fièvre dans la pneumonie, fait des recherches avec des cultures du bacille de Friedländer : ses conclusions sont que les cultures stérilisées de ce bacille déterminent chez le chien une notable élévation thermique.

Mais, dans toutes ces expériences, les auteurs injectaient des substances complexes : bouillon de culture, microbes vivants, leurs cadavres, leurs sécrétions, de sorte qu'il est impossible de faire la part qui revient dans l'augmentation de la température à tel ou tel élément pris séparément. La véritable démonstration de cette donnée, — les fièvres infectieuses sont produites par les sécrétions microbiennes, — est absolument due à MM. Charrin et Ruffer, qui rapportent les résultats de leurs travaux à la Société de biologie dans la séance du 26 janvier 1889. Voici le rapide résumé de leur communication : l'opération a porté sur quatre séries de lapins, chaque série comprenant trois animaux. Ceux de la première série ont reçu, en injection sous-cutanée, le bouillon pur stérilisé semblable à celui dans lequel avaient été faites les cultures du bacille pyocyanique ; ceux de la deuxième série, les cultures de ce microbe débarrassées de tout germe par la filtration sur la bougie ; ceux de la troisième, les cultures stérilisées à la fois par la chaleur à 115° et le passage sur la porcelaine ; enfin, ceux de la dernière série, les cultures uniquement chauffées à 115° et contenant par conséquent les microbes à l'état de cadavres ou de débris. Les doses et la porte d'entrée ont toujours été les mêmes (15 à 20 cc. par kilogramme. d'animal, cultures faites à 35° dans du bouillon de bœuf.) Les lapins des quatre séries ont présenté des élévations thermiques manifestes, mais inégales comme intensité et surtout comme durée.

Dès le soir du premier jour, chez les animaux qui avaient simplement reçu le bouillon pur stérilisé, la température, dont le chiffre au bout de cinq heures était monté de 0,8, était revenue au point où elle se trouvait avant l'expérience. La température des lapins de la seconde série (culture filtrée) s'est élevée de 1,5. L'augmentation thermique a été sensiblement la même pour les animaux de la troisième série (culture chauffée et filtrée). Mais, dans ces cas, cette augmentation a été durable, et, quarante-huit heures après, elle dépassait encore la normale de 1°. Les expérimentateurs ont noté la même persistance de l'hyperthermie dans l'observation des lapins de la quatrième série (culture simplement chauffée) : leur température a dépassé légèrement de 0,2 les chiffres atteints dans la série précédente.

Ainsi donc, les résultats de la seconde et de la troisième série d'expériences établissent que l'hyperthermie peut se développer sous l'influence des produits solubles des cultures absolument privés de tout germe mort ou vivant.

Cependant, il ne faudrait pas s'imaginer que tous les microbes, quelles que soient les conditions dans lesquelles on les place, produisent des substances thermogènes. En cultivant dans du bouillon de veau et à la même température une série de germes, M. le professeur Bouchard (1889) a montré que les produits solubles de ces divers organismes avaient, sur la calorification, des actions différentes. Il a constaté que les cultures de la bactéridie charbonneuse, du staphylococcus aureus, du bacille de la morve, étaient moins hyperthermisantes qu'une simple injection de bouillon de veau pur, tandis que les cultures du bacille-virgule élevaient davantage la température et que celles du streptocoque de l'érysipèle n'avaient qu'une puissance égale.

M. Bouchard a montré encore que la porte d'entrée de la toxine thermogène avait une influence sur le résultat de l'expérience. Ainsi, les substances sécrétées par le bacille typhique sont sans action quand on les introduit sous la peau, tandis qu'elles sont légèrement hyperthermisantes si on les fait pénétrer dans les veines.

Le 4 novembre 1890, Koch, avec sa tuberculine, donnait une éclatante démonstration de ces mêmes faits, mais ce n'était qu'une confirmation des recherches de MM. Charrin et Ruffer ransportées des animaux chez l'homme. Cette toxine produit des élévations thermiques considérables, de 37° à plus de 41° pour des injections de doses très minimes de produit actif, 1 centigramme, 1 milligramme même, mais cela chez les sujets tuberculeux ; car les individus sains doivent recevoir une quantité de lymphe de Koch beaucoup plus grande pour faire l'accès fébrile.

L'effet des sécrétions du bacille pyocyanique a d'ailleurs été aussi étudié chez l'homme par MM. Bouchard et Charrin. Nous trouvons, en effet, dans les comptes rendus de l'Académie des sciences, séance du 26 octobre 1891, le résultat de leurs expériences. S'appuyant sur des recherches de MM. Gley et Charrin, qui avaient reconnu l'action paralysante des sécrétions pyocyaniques sur les centres vaso-dilatateurs, M. Bouchard eut l'idée d'utiliser cette influence vaso-constrictrice dans le traitement de certaines hémorrhagies. Sa tentative fut couronnée de succès chez les huit malades qu'il entreprit : il fit ainsi cesser 5 hémoptysies et 3 melœnas. Toutefois, si on dépasse certaines doses de substance active, des accidents peuvent se produire. M. Charrin voit que lorsqu'on s'élève au-dessus de 3 cc., la température monte : avec 6 cc., elle atteint 41° ; de la dyspnée, des sueurs, un malaise général, etc., s'ajoutent à l'hyperthermie. Il y a là une véritable fièvre due aux sécrétions bactériennes.

C. — Substances organiques d'origine animale.

Parmi les substances organiques d'origine animale, il en est qui sont produites spécialement par les animaux et d'autres que l'on rencontre à la fois chez ceux-ci et chez l'homme. Des premières, nous n'avons que très peu de choses à dire.

Musc. — Ce corps, employé déjà en thérapeutique par les anciens médecins qui lui avaient attribué une importance fort exagérée, a vu ses indications restreintes, mais bien précisées, par Récamier d'abord, puis par Trousseau et Pidoux, puis enfin par Grisolle. C'est dans certaines affections aiguës et surtout dans les pneumonies accompagnées de phénomènes ataxo-adynamiques qu'il a eu sa principale et presque son unique application. « Il devient alors, dit Gubler, (1874), un auxiliaire puissant de l'opium, qui est hyperémiant, ainsi que de certains autres excitants diffusibles, nécessaires dans les cas où le système nerveux pêche par défaut. » Wunderlich, dans son livre de la *Température dans les maladies*, le range au nombre des corps thermogènes, à côté du café et du camphre.

Venins des serpents. — Il existe peu d'observations de morsures par des serpents venimeux où le niveau de la température ait été signalé. On sait pourtant que les venins agissent comme la majorité des poisons, en produisant de l'hypothermie. Un cas de Radouan, cité par M. Hutinel (1) dans sa thèse d'agrégation, en donne une preuve incontestable. Il s'agit d'un homme mordu par un cobra, qui guérit néanmoins et chez lequel un thermomètre placé dans l'aisselle descendit à 31,2.

Passons maintenant aux substances organiques que l'on rencontre communément chez l'homme.

Créatine. — La créatine en injection élève la température. Le fait a été vérifié à plusieurs reprises. De plus, nous savons par des expériences de M. Langlois, qu'en déposant à la surface des circonvolutions cérébrales de la créatine en poudre, il se produit une action chimique dont le résultat est une ascension thermique parfois considérable, 45° dans un cas.

(1) Hutinel. Des températures basses centrales. Thèse d'agrégation, 1880.

Urée. — L'urée, injectée dans la circulation de l'animal, augmente les actes de la calorification. Cela ressort d'expériences de M. le professeur Bouchard dans lesquelles on cherchait à établir le degré de toxicité de cette substance. Voici l'exposé d'une de ces expériences :

A un lapin du poids de 1.690 grammes, on injecte, en dix minutes, dans une veine de l'oreille, 100 cc. d'une solution aqueuse qui contient exactement 4 grammes d'urée. L'animal a ainsi reçu par kilogramme 2 gr. 366 d'urée, et, comme cette urée a été introduite dans son sang, cela fait 30 gr. 758 par kilog. de sang, environ 200 fois la quantité normale ($2,366 \times 13 = 30,758$).

La température initiale était 39,7 ; à la fin de l'expérience, elle était de 38,8.

Aucun phénomène morbide. Douze jours après, l'animal se portait très bien.

La température de cet animal s'est abaissée, en dix minutes, de 9 dixièmes de degré. La capacité calorifique des tissus étant 0,8, l'animal a donc perdu $1.690 \times 0,8 \times 0,9 = 1.216,8$.

D'autre part, l'eau injectée, qui était à la température initiale de 16°, s'est échauffée de 22,8 et a, par conséquent, absorbé $100 \times 22,8 = 2.280$.

L'eau a donc pris au corps de l'animal une quantité de chaleur plus considérable que celle qu'il a perdue pour descendre de 39,7 à 38,8; par conséquent, l'injection n'a pas produit la réfrigération en entravant les actes de la calorification; au contraire, il y a eu pendant la durée de l'injection une augmentation des actes de la calorification, puisque la température de l'animal est restée supérieure à celle qu'il aurait dû atteindre par le fait seul de la réfrigération due à l'injection.

Voici maintenant le résultat d'une expérience que nous avons pratiquée sur le même sujet.

1re *Expérience.*

Nous avons injecté sensiblement la même dose d'urée que dans le cas précédent, 2 gr. 36 par kilogramme d'animal. Mais le véhicule a été considérablement réduit de façon à n'apporter par lui-même au niveau thermique qu'un trouble absolument insignifiant : un lapin du poids de 1.550 grammes reçoit dans une veine de l'oreille 10 cc. d'eau contenant 3 gr. 50 d'urée. Sa température initiale est 39,7. Un quart d'heure après, 39,8. Au bout d'une demi-heure, 40,3; 40,9 après trois quarts d'heure. Une heure après l'injection, le thermomètre marque 41°; l'animal se maintient à ce niveau une demi-heure; puis sa température se met à descendre et, deux heures après le début de l'opération, elle est de 40,1 dixième.

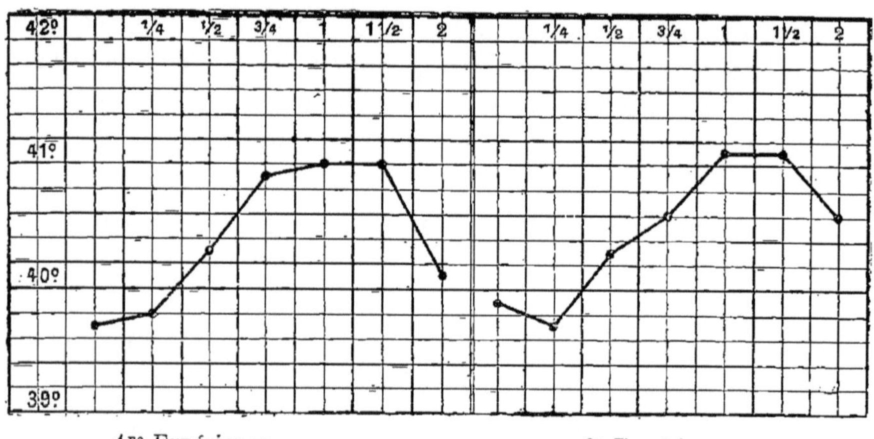

1re Expérience. 2e Expérience.

Voilà donc une confirmation bien nette de l'expérience de M. Bouchard; l'urée augmente les actes de la calorification et produit des ascensions thermiques importantes.

Urate de soude. — L'urate acide de soude a sur la température la même influence que l'urée.

2e *Expérience.*

Nous avons obtenu dans un cas une élévation de 1,2 dixièmes. Il est vrai que notre procédé opératoire n'est peut-être pas absolument exempt de reproches. En effet, ce n'est pas une solution de 1 gramme d'urate de soude dans 10 cc. d'eau que nous avons injectée. Cé corps n'est soluble qu'en présence des alcalins et dans une bien plus grande quantité de liquide. Nous avons, en réalité, introduit dans l'appareil circulatoire du lapin 10 cc. d'eau tenant en suspension 1 gramme d'urate de soude réduit en poudre fine, presque impalpable. Dans ces conditions, la présence de cette poussière, si ténue soit-elle, agissant comme corps étranger, modifie-t-elle le résultat de l'expérience? Nous l'ignorons. Quoi qu'il en soit, l'animal, après avoir présenté une très légère diminution en un quart d'heure, de 39,9 à 39,7, voit sa température monter à 40,3 en une demi-heure, à 40,7 en trois quarts d'heure, en une heure à 41,1 dixième. Après s'être maintenu une demi-heure environ à ce niveau élevé, le thermomètre descend et tombe à 40,6 en vingt minutes.

Lait. — Quelques auteurs ont fait, au point de vue de la chaleur animale, des recherches sur l'influence du lait introduit dans l'appareil circulatoire. On a constaté que ce liquide, injecté à la température du corps du sujet, produit une très légère élévation thermique, tandis que, si on le fait pénétrer à la température du milieu extérieur, c'est-à-dire bien au-dessous de celle de l'animal, il amène un abaissement.

Sang et sérum sanguin. — La transfusion du sang ou de quelques-unes de ses parties a donné lieu à beaucoup de travaux et d'expériences; mais, en particulier, l'étude de la température à la suite de cette opération, n'a jamais été faite avec toute la précision désirable et a abouti à des résultats souvent contradictoires.

Voyons d'abord ce que produit le sang défibriné.

M. Hayem (1), en transfusant le sang défibriné, a observé un abaissement thermique assez marqué et assez persistant.

Dans un cas, à un chien épagneul, du poids de 15 kilogrammes, on retire 540 c. c. de sang par la fémorale droite, ce qui correspond sensiblement au 1/27 du poids du corps : on défibrine ce sang, on le filtre ; il en reste 460 c. c. que l'on injecte dans la saphène gauche du même animal : la température était de 39,7, elle tombe à 38,8 à la fin de l'injection.

On fait une saignée de 400 c. c. par la fémorale droite à un chien bouledogue pèsant 10 kil. 500, soit environ le 1/43 du poids du corps ; le sang défibriné est réinjecté par la saphène externe gauche. Le thermomètre marquait 38,6 avant et 37,9 après l'opération.

Nous ne croyons pas, pour notre part, que l'on puisse déduire

(1) G. Hayem. Leçons sur les modifications du sang. Paris, 1882.

de l'exposé de ces deux expériences que la transfusion de sang défibriné fait baisser la température. En effet, dans les deux cas, les manœuvres nécessitées par la défibrination du sang ont duré un certain temps, pendant lequel ce liquide s'est refroidi; et l'on conçoit que l'injection d'une masse de sang de 400 c. c. et 460 c. c., à une température bien inférieure à celle de l'animal, est parfaitement capable, par elle seule, d'abaisser le niveau thermique. De plus, dans ces deux expériences l'animal a éprouvé un refroidissement certain du fait de la perte de 400 c. c. de sang qu'on lui a fait subir.

Pour les injections de sang complet, les travaux sont plus nombreux et l'on peut les diviser en deux groupes, selon qu'ils se rapportent à des transfusions pratiquées entre animaux d'espèces différentes ou à des transfusions entre animaux de même espèce.

Pour les opérations sur des animaux d'espèces différentes, nous avons à donner des résultats assez peu concordants.

Dans une expérience de M. Glénard (*Contribution à l'étude des causes de la coagulation spontanée du sang*, Paris 1875), voici quels ont été les chiffres des températures pour une injection de sang de bœuf au chien : 39,6 avant et après la transfusion; le soir 38,4; le lendemain matin 39,6.

En résumé, pas d'action immédiate sur la calorification; mais un peu d'hypothermie, quelques heures après.

Une transfusion de 43 grammes de sang d'agneau au chien a donné à Müller, de Stockolm, une très légère ascension, de 38° à 38,3.

Dans une autre expérience de Glénard, après une saignée de 70 grammes, l'injection de 35 grammes de sang d'âne au chien a provoqué un mouvement fébrile intense, 41°.

La transfusion du sang d'agneau au chien a toujours, entre les mains de M. Hayem, produit un mouvement fébrile plus ou moins intense. On observe un frisson qui apparaît de vingt minutes à une heure après l'opération; la température s'élève, atteint son acmé vers la troisième heure, et revient au bout de peu de temps au point initial.

Denys a constaté après l'injection de sang de veau à l'homme un accès de fièvre; dans les cas plus fréquents où l'animal qui donnait son sang à l'homme était l'agneau, on a de même observé l'élévation de la température.

Dans les transfusions entre animaux de même espèce, nous allons encore rencontrer les mêmes divergences d'opinions.

Voici d'abord trois expériences dues à Müller, de Stockolm.

Chez un chien de 5.910 grammes, on augmente la masse sanguine de 28 pour 100, l'animal n'ayant subi aucune perte antérieure. Avant l'opération, 39,8; après, 39°. Donc abaissement immédiat, et pas de fièvre à la suite.

Chez un second chien, pesant 7.790 grammes, la masse du sang est augmentée au moins de 30 pour 100, après inanition de trois jours. L'injection est de 170 grammes; l'auteur ne donne pas le chiffre de la température avant la transfusion; après, l'animal a 38,5. Ce n'est pas de la fièvre, c'est peut-être plutôt de l'hypothermie.

On augmente la masse sanguine de 58 0/0, chez un chien du poids de 6.710 grammes. Le sang injecté, 300 grammes, avait été conservé pendant vingt heures dans un bain de glace. La température ne baisse que de deux dixièmes de degré, 38,8 à 38,6.

De ces trois cas, il ressort que l'injection de sang complet à des animaux de même espèce ne produit pas d'élévation thermique.

C'est aussi le résultat de deux expériences empruntées à M. Hayem (1).

1° Chez un chien bien portant pesant 25 kilogrammes et ayant 39° de température rectale, on fait passer 500 grammes de sang d'une jugulaire externe dans l'autre : il y a une minime perte de sang, 40 grammes. L'animal n'a pas de frisson : trois quarts d'heures après, température 39,4; trois heures ensuite 39°. Le lendemain 39,4. Au bout de trois et quatre jours, 39°. En somme, influence thermique nulle.

2° Il s'agit ici de deux chiens, un griffon de 8.500 grammes, et un épagneul, tous deux en bonne santé. On retire au griffon 260 grammes de sang par l'artère fémorale gauche. L'appareil transfuseur de Roussel, de Genève, est installé d'avance entre

(1) G. Hayem, *loco citato*.

l'artère fémorale droite de l'épagneul et la veine fémorale droite du griffon. Aussitôt après la saignée, on fait passer 220 grammes de sang complet (22 coups de pompe) dans les vaisseaux du griffon.

Tout marche à souhait. Pas de frisson. Avant l'opération, température rectale 38,6, après 37,3. Le lendemain 38,8 ; deux jour après 38,6, trois jours ensuite 38,3, et vers le sixième ou septième jour 37,9, puis 37,7 puis 37,5. Ici, hypothermie sensible, 37,3 au lieu de 38,6; mais l'animal a perdu 260 grammes de sang.

Par contre, dans un travail de Liebreicht de Liège (*Sur la fièvre après les transfusions*, Bruxelles, 1875), nous voyons que cet expérimentateur, en faisant passer, chez le même animal, le sang d'un vaisseau dans un autre, par exemple de l'artère dans la veine crurale, ou de la carotide dans la jugulaire, a observé quatre fois sur neuf une élévation notable de la température ; dans un cas, le thermomètre a marqué 42,3.

Voilà qui nous amène aux résultats que l'on note chez l'homme.

Celui-ci, en effet, à la suite de la transfusion, est presque toujours, pour ne pas dire toujours, atteint d'un mouvement fébrile, caractérisé par un frisson, une élévation thermique et, souvent aussi, par des sueurs. Le frisson, d'après Roussel, de Genève, se rencontre dans les trois quarts des cas à peu près; il débute vingt minutes après l'opération, dure une demi-heure et n'est jamais extrèmement accusé. Son intensité varie avec la quantité de sang injecté. Il fait défaut après des transfusions de moins de 150 grammes, est léger si l'on injecte de 150 à 200 grammes de sang, et peut devenir assez violent, quand on arrive à des injections de 250 grammes.

Quant à la température, elle s'élève, en général, de 0,5 à 1° ou 1,5, pendant que le sujet accuse une sensation de froid et qu'il a, en effet, les extrémités refroidies.

Pour nous résumer, nous pouvons dire que l'injection de sang veineux élève la température non seulement chez l'homme (dans les cas de transfusion), mais aussi chez les animaux, et chez ceux-ci, non seulement quand on fait passer du sang d'un animal à un autre, mais encore d'un animal à lui-même.

Le sérum, au contraire, pour quelques expérimentateurs, et parmi eux, Claude Bernard, ne causerait pas de modifications thermiques appréciables.

Pourtant, à la suite d'une plaie opératoire étendue, on voit quelquefois survenir un accès fébrile beaucoup trop précoce pour pouvoir être mis sur le compted'une infection quelconque Dans ce cas, la fièvre est due à la résorption d'une quantité de sang plus ou moins grande, épanché entre les lèvres de la plaie, si celle-çi est trop hermétiquement fermée, si, par exemple, le drainage n'a pas été établi. Ce qui le prouve, c'est qu'en lâchant un ou deux points de suture, on fait cesser la fièvre. On peut admettre que, l'élévation de la température est due à la résorption du sérum sanguin. Pour certains auteurs, surtout en Allemagne, la fièvre, alors, est attribuable au fibrin-ferment, découvert par Schmidt; ce principe n'existe jamais à l'état libre dans le sang courant; il se forme aux dépens des globules blancs quand le sang est stagnant ou extravasé. Köhler, et Edelberg, en l'injectant, produisent, outre des thromboses et des embolies, un accès fébrile notable. De même Augerer provoque la fièvre par la section sous-cutanée d'un vaisseau amenant un gros épanchement.

La question a été reprise par M. Hayem. Voici le résultat de ses recherches ; quand la sérosité sanguine filtre à travers les parois des vaisseaux, cette sérosité injectée, le liquide de l'hydrocèle par exemple, est une cause d'élévation de la température.

Urine. — Le pouvoir thermogène des urines a été parfaitement mis en lumière par M. le Dr Roger dans une note présentée à la séance de la Société de biologie, du 17 juin 1893. Nous ne saurions mieux faire que de rapporter ici textuellement certaines parties de sa communication :

« Les recherches de M. Bouchard ont démontré que les injections intraveineuses d'urines normales déterminent, chez les animaux, un abaissement de la température. De nouvelles expériences m'ont permis de reconnaître que cette hypothermie est passagère; elle fait rapidement place à une hyperthermie secondaire qui est souvent très marquée et persiste pendant plusieurs heures.

Je recueille l'urine émise pendant vingt-quatre heures par un homme bien portant; cette urine est injectée dans les veines d'un lapin, après avoir été chauffée à la température du corps de l'animal. On en introduit une quantité qui varie de 10 à 30 centimètres cubes par kilo. Constamment la température de l'animal en expérience s'abaisse. Le thermomètre, placé dans le rectum, marque au bout de trente minutes de 0,4 à 1° au-dessous du chiffre initial : cette hypothermie dure, en général, peu de temps ; le plus souvent, une heure après l'injection, la tempé-

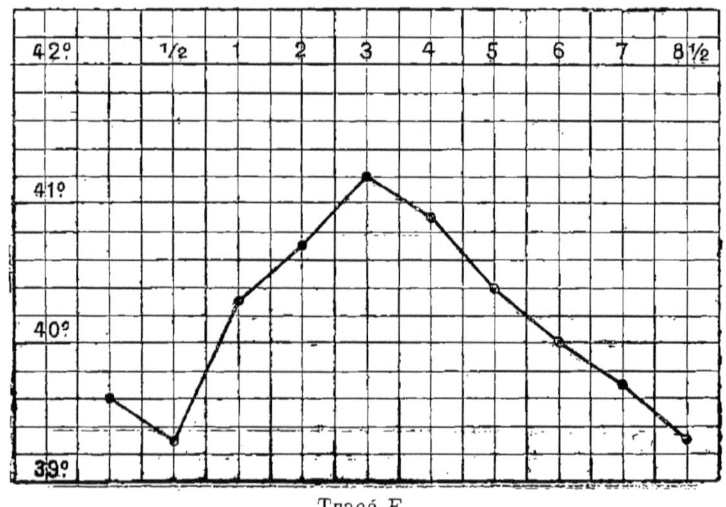

Tracé E.

rature atteint la normale ou s'élève au dessus ; parfois, cependant, l'hyperthermie ne commence que plus tard, deux heures ou deux heures et demie après le début de l'expérience.

La température s'élève progressivement et, vers la troisième ou la quatrième heure, dépasse la normale de 1,5 à 2°. Cette hyperthermie se prolonge jusqu'à la sixième ou même la huitième et la neuvième heure après l'introduction de l'urine, puis le thermomètre descend rapidement et, en une heure ou deux, retombe au chiffre initial.

Si l'on recueille séparément les urines du jour (1) et celles de la nuit (2) on obtient des courbes qui suivent le type que je viens d'indiquer; mais le plus souvent, les urines émises pen-

(1) Tracé E. — (2) Tracé F.

dant la nuit sont plus fortement thermogènes; l'hypothermie primitive semble égale dans les deux cas.

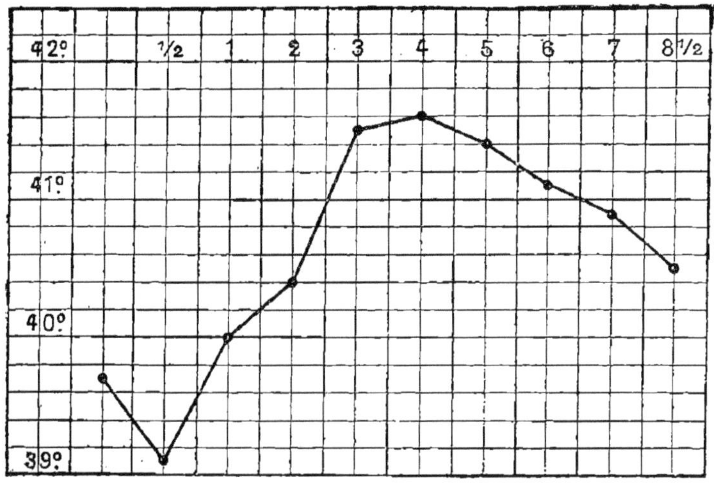

Tracé F.

Le plus fort pouvoir thermogène des urines de la nuit ne peut être attribué à leur concentration plus grande ; dans plu-

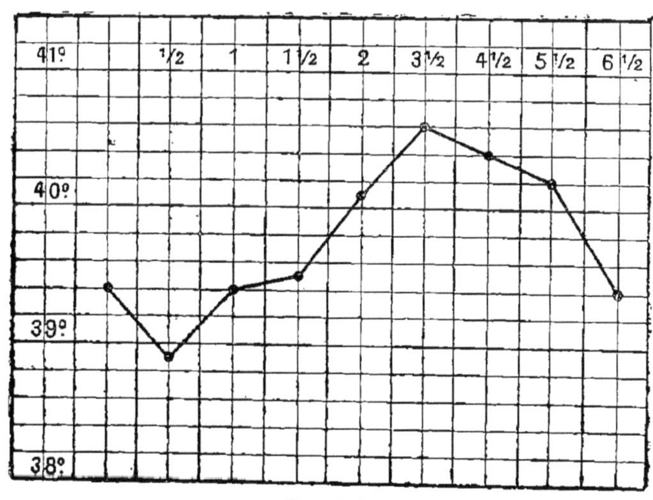

Tracé G.

sieurs expériences où j'ai tenu compte de cette cause d'erreur, j'ai obtenu des différences analogues.

L'action sur la température ne dépend pas de ce qu'on injecte dans les veines d'un lapin de l'urine provenant d'un être d'espèce différente.

Les résultats sont analogues quand on emploie l'urine d'un animal de même espèce. »

M. Roger a vérifié ce fait en injectant à un lapin 7 centimètres cubes par kilogramme de sa propre urine (1). L'animal, de 39,4, avant l'injection, descend à 38,9 en une demi-heure, regagne en une heure son degré initial, et monte à 40,8 quatre heures après l'opération.

Dans la dernière partie de sa communication, M. Roger étudie l'action des urines d'un fébricitant (érysipèle de la face); il constate qu'alors on voit manquer l'hypothermie initiale. M. le professeur Bouchard s'était déjà occupé de cette question des urines pathologiques. Dès 1884, il avait enseigné que les urines des cholériques étaient beaucoup plus hypothermisantes que les urines normales; puis il avait constaté que les urines émises par les fébricitants (pneumonie) donnent la fièvre aux animaux qui les reçoivent, et cela sans produire la première phase d'abaissement thermique. De même, MM. Charrin et Ruffer avaient observé que les urines de lapins atteints de la maladie pyocyanique étaient fortement hyperthermisantes.

En résumé, dit M. Roger, les urines émises au cours ou à la suite d'une maladie fébrile peuvent être d'emblée hyperthermisantes, tandis que les urines normales commencent toujours par abaisser la température des animaux auxquels on les injecte. Cette hypothermie primitive est passagère, et fait place à de l'hyperthermie; elle peut facilement passer inaperçue, si l'on ne prend pas la température à des intervalles assez rapprochés.

Nous ajouterons cette particularité remarquée aux cours d'expériences que nous avions entreprises dans un autre but (juin-1893) : des urines rendues par des lapins en bonne santé injectées tièdes, mais après avoir été chauffées aux environs de 60 à 80°, à d'autres lapins également bien portants, provoquaient immédiatement de l'hyperthermie, sans nous offrir la phase initiale habituelle d'abaissement thermique. Il est probable que, par le fait de la chaleur, il s'était fait dans l'urine

(1) Tracé G.

des décompositions telles que leur produit était une substance primitivement thermo-élévatrice.

Il nous reste encore maintenant à établir le pouvoir thermogène des extraits de tissus animaux, mais nous ferons de cette étude l'objet de la seconde partie de ce travail. Dès à présent, on peut tirer cette conclusion générale que les substances du règne minéral et du règne végétal, à quelques exceptions près, amènent plutôt l'hypothermie, tandis que celles du règne animal semblent toutes ou presque toutes agir sur la température dans le sens de l'élévation.

DEUXIÈME PARTIE

SUBSTANCES THERMOGÈNES EXTRAITES DES TISSUS ANIMAUX SAINS.

CHAPITRE I

A. Rate.

La connaissance du pouvoir thermogène, dont sont doués certains principes retirés des organes d'animaux sains, est relativement récente. C'est en effet au mois d'août 1888 que, pour la première fois, cette action est signalée par MM. Roux et Chamberland. Nous trouvons dans un article paru dans les *Annales de l'Institut Pasteur* sous ce titre : — *Sur l'immunité contre le charbon conférée par des substances chimiques*, — le résultat d'expériences comparatives sur l'injection de l'extrait alcoolique de rate charbonneuse et de rate saine. Voici le résumé de ces expériences :

A un mouton, on injecte en deux fois 64 centimètres cubes de liquide qui a servi à épuiser 38 grammes de rate saine sèche et traitée absolument de la même façon que les rates charbonneuses. (Cette préparation (1) consiste à réduire en pulpe des rates charbonneuses ; puis, on fait tomber cette pulpe dans trois fois son poids d'alcool à 95°, de façon qu'il n'y ait pas de projection sur les parois du vase et que toutes les bactéridies soient tuées par leur contact avec l'alcool fort. On laisse la pulpe de rate en contact avec l'alcool pendant quatre jours. Puis on jette le coagulum sur un filtre, on le dessèche rapidement dans le vide, et on épuise par l'eau stérilisée le résidu sec.

(1) Extrait de l'article de MM. Roux et Chamberland.

On obtient ainsi un liquide alcalin, un peu louche, qui précipite par l'alcool et par l'acide nitrique.)

La température du mouton, au moment de l'injection, est de 40,5 ; trois heures après, le thermomètre indique 41,2 ; et au bout de sept heures, 42,2. Le lendemain, après vingt-quatre heures la température est normale.

Ainsi donc, l'extrait alcoolique de rate saine produit chez le mouton sain une élévation thermique de 1,7 dixièmes.

B. Muscles.

Quelques mois plus tard, à la Société de biologie, MM. Charrin et Ruffer (1), dans une communication que nous avons déjà signalée, rapportent des expériences desquelles il ressort que l'injection de bouillon, qui n'est en somme qu'un extrait de viande, dans le système veineux du lapin, est capable de faire monter le thermomètre d'une façon très nette.

Le pouvoir thermogène des extraits de muscles a été étudié à nouveau par M. le Dr Roger dans une série d'expériences dont l'exposé a été communiqué le 17 juin 1893, à la Société de biologie. Nous ferons de larges emprunts à cette note (2).

« Les extraits de muscles, dit M. Roger, qu'on les pratique à chaud ou à froid, au moyen de l'eau ou de l'alcool, renferment des substances toxiques, dont les effets sont bien connus depuis les recherches de M. Bouchard (Leçons sur les auto-intoxications, Paris, 1887). Dans une note antérieure (3), j'ai décrit quelques-uns des accidents produits par les matières albuminoïdes des tissus. Mes recherches entreprises en 1890, sont loin d'être terminées aujourd'hui.

Le pouvoir thermogène de ces extraits varie considérablement suivant l'état de l'individu qui a fourni les muscles, suivant le temps qui s'est écoulé entre le moment où l'on a sacrifié

(1) Charrin et Ruffer. Mécanisme de la fièvre dans la maladie pyocyanique Comptes rendus de la Société de biologie, février 1889.

(2) Roger. Note sur le pouvoir thermogène des extraits de muscles, 17 juin 1893. Comptes rendus de la Société de biologie.

(3) Roger. Toxicité des extraits des tissus normaux. Société de biologie, 31 octobre 1891.

l'animal et celui où l'on a commencé à pratiquer les extraits, enfin suivant la façon dont ceux-ci ont été préparés, c'est-à-dire soit à froid, par macération dans l'eau salée à 7 pour 1.000 ; soit à chaud, par ébullition dans l'eau bouillante ; soit enfin en agissant au moyen de l'alcool et séparant ainsi les substances solubles et les substances insolubles dans ce liquide.

Les extraits obtenus par ces divers procédés sont chauffés à la température du corps et injectés lentement dans les veines. Or, quel que soit le liquide qu'on expérimente, on observe chez les animaux une hyperthermie très notable. Au bout d'une demi-heure ou d'une heure, la température monte sans avoir présenté d'abaissement initial ; elle atteint son chiffre le plus élevé vers la deuxième ou la troisième heure, puis s'abaisse plus ou moins vite. »

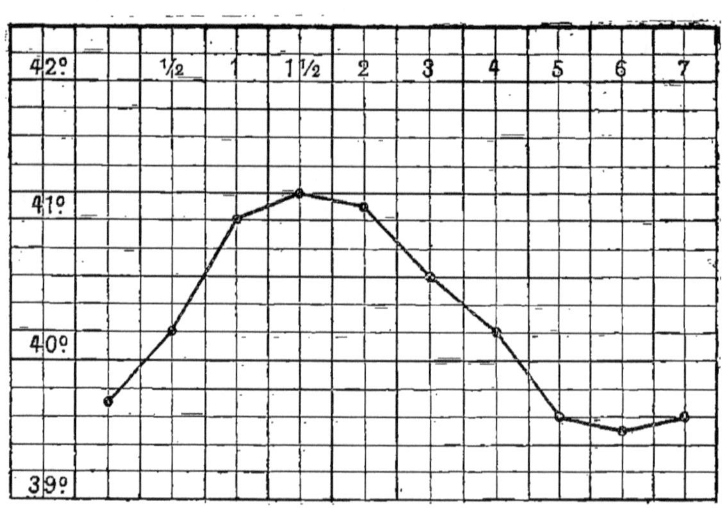

Tracé H.

Les extraits aqueux ont paru à M. Roger plus thermogènes que les extraits alcooliques ; les extraits pratiqués à chaud plus actifs que les extraits pratiqués à froid ; enfin parfois des doses élevées d'extraits musculaires ont déterminé des hyperthermies moins intenses et moins durables que des doses moyennes.

« J'ai d'abord étudié comparativement, ajoute cet auteur, l'action des extraits pratiqués aussitôt après la mort (1) ou une heure plus tard (2). L'animal étant tué par section du bulbe, on

(1) Tracé H. — (2) Tracé I.

enlève les muscles d'un des membres postérieurs et on les plonge dans de l'eau bouillante, de façon à arrêter toute mani-

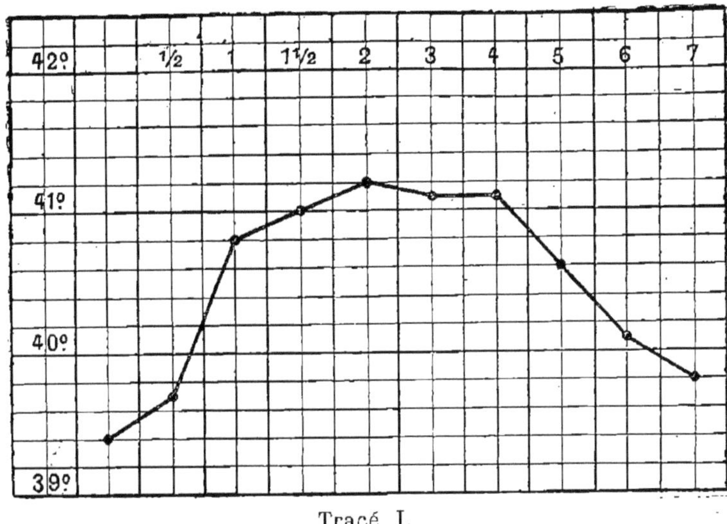

Tracé I.

festation vitale ; les muscles de l'autre membre sont abandonnés pendant une heure, puis traités alors de la même façon ; on obtient ainsi un deuxième extrait qui se montre plus actif que le premier ; les substances thermogènes augmentent donc après la mort.

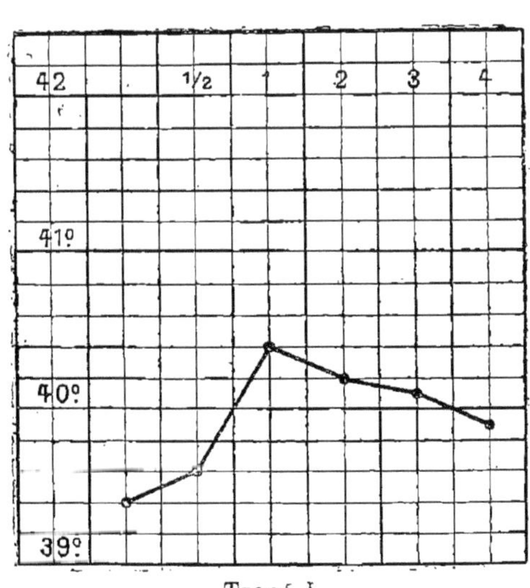

Tracé J.

« Plusieurs fois, au lieu d'abandonner les muscles à eux-mêmes, je les ai soumis à une série d'excitations faradiques.

Dans ces conditions, le pouvoir thermogène n'a pas semblé augmenter ; il a été sensiblement égal à celui que possèdent les muscles au moment même de la mort » (1).

Comment peut-on interpréter les résultats de ces expériences si précises? Pourquoi voit-on, par exemple, l'extrait de muscles abandonnés pendant une heure provoquer plus de fièvre que l'extrait de muscles préparé au moment même de la mort? Nous savons que la mort de l'animal n'entraîne pas immédiatement au même instant la mort du muscle; celui-ci continue à vivre encore un certain temps (Recherches de la contractilité sur les suppliciés, Brown-Séquard) (2), par conséquent, il s'y fait des échanges chimiques, des combustions, des oxydations; parmi les produits de ces modifications organiques se trouve le principe thermogène. Or, pendant la vie, le mouvement incessant de la circulation fait que le sang s'empare des produits élaborés dans le muscle au fur et à mesure qu'ils sont fabriqués, de sorte qu'il n'y a pas accumulation (sauf dans certains états pathologiques), mais lorsque l'animal est mort et que le cœur s'est arrêté, la dépuration du tissu musculaire ne peut plus s'effectuer. Les principes fabriqués *post mortem* et, parmi eux, la substance thermogène, demeurent amassés à l'endroit même où ils ont été faits. De là, la plus grande puissance thermo-élévatrice du muscle une heure après la mort, constatée par M. Roger.

Pourquoi, maintenant, la faradisation des muscles, pendant une heure après la mort, n'augmente-t-elle pas la quantité de substances pyrétogènes? Ce fait paraît être en opposition avec ce que nous apprend la clinique sur la pathogénie des fièvres de surmenage. Non seulement, l'électrisation ne renforce pas le pouvoir thermogène du muscle, dans les conditions de l'expérience, mais elle le diminue légèrement. En effet, l'extrait de muscles abandonnés pendant une heure après la mort produit une hyperthermie de 1,7 ou 8 dixièmes chez le lapin et, chez le chien, de 1,1 ; tandis que l'extrait de muscles faradisés pendant une heure n'élève la température, chez le chien, que de 0,8 et

(1) Tracé J.

(2) Brown-Séquard. Contractilité musculaire après la mort. Société de biologie, 12 octobre 1889.

de 1° chez le lapin. Ces chiffres de 1° et de 0,8 sont sensiblement les mêmes que ceux marqués par le thermomètre, après l'injection d'extrait musculaire préparé aussitôt après que l'animal a cessé de vivre, 1,3, et 0,8. Donc, il semble résulter de ces données que la faradisation des muscles agit en arrêtant les échanges chimiques, tout comme l'eau bouillante, dans laquelle on les plonge.

Il aurait été, peut-être, intéressant d'expérimenter l'extrait de muscles électrisés pendant une heure, non après la mort, mais en pleine vie ; on serait ainsi à peu près dans les mêmes conditions que dans les cas de fièvre de fatigue et de surmenage.

C. Reins.

Le 13 mai 1889, à l'Académie des Sciences, M. le professeur Lépine, de Lyon, présente une note sur une auto-intoxication d'origine rénale, avec élévation de la température et dyspnée. Nous reproduisons ici textuellement ce travail.

« On sait qu'un chien bien portant, à qui on a lié aseptiquement les deux urétères, succombe en trois jours environ, avec un abaissement de la température centrale et quelques troubles gastro-intestinaux. Si, au lieu de se borner à interrompre la preméabilité des uretères, on introduit dans leur intérieur une canule communiquant avec un réservoir renfermant de l'eau stérilisée à laquelle on a ajouté du chlorure de sodium dans la proportion de 0,7 0/0, et suffisamment élevé pour que l'écoulement de l'urine ne puisse avoir lieu, et qu'au contraire une petite quantité de la solution saline pénètre dans les reins (ce dont on est informé par l'abaissement du liquide dans le réservoir), dans ces conditions, dis-je, différentes, comme on voit, de celles qui sont créées par la ligature des urétères, on assiste à un tableau symptomatique bien différent :

Le chien ne vomit pas et n'a pas de diarrhée, mais il écume ; puis, sa température centrale et périphérique s'élève progressivement et, à peu près en même temps, la respiration revêt un type expirateur spécial ; elle se ralentit d'abord, puis s'accélère beaucoup et devient très bruyante ; parfois il y a de petits soubresauts des pattes. Cependant la température centrale continue à s'élever, et l'animal, en peu d'heures, succombe avec une température qui varie de 40° C. à 42° C.

Alors qu'elle a commencé à monter à un chiffre élevé, on ne peut guère empêcher la terminaison finale, même en se hâtant de laisser couler l'urine.

On ne peut admettre que les accidents soient dus à la simple pénétration de l'eau, car on peut infuser dans les veines d'un chien une quantité d'eau salée stérilisée beaucoup plus considérable sans provoquer de fièvre ni de trouble bien sensible. Mais on comprend que, pénétrant par les voies urinaires et lavant en quelques sorte le rein avant d'entrer dans la circulation, elle se charge des sucs interstitiels de l'organe, et acquière ainsi une action thermogène, dyspnéogène, etc. Cette action toxique des sucs interstitiels du rein est prouvée par l'expérience suivante :

J'ai sacrifié un chien sain par hémorrhagie; j'ai aussitôt broyé ses reins dans de l'eau stérilisée et, après filtration, injecté le liquide tiède dans les veines d'un chien un peu plus petit. Au bout de quatre heures, la température centrale s'était élevée à 40,1, et il était survenu de l'oppression, de l'écume, et de l'agitation, c'est-à-dire des symptômes semblables à ceux des chiens soumis à une contre-pression urinaire.

Ainsi le rein sain renferme des principes thermogènes, dyspnéogènes, etc. »

CHAPITRE II

Expériences personnelles

Nous abordons maintenant l'étude des substances pyrétogènes extraites des autres tissus animaux et allons faire l'exposé de nos quelques recherches personnelles.

Manuel opératoire.

Les organes étudiés, poumons, capsules surrénales, cerveau, rate, foie, ont été pris à des animaux, lapins ou cobayes, bien portants, tués en pleine santé. Ces organes ont été triturés à froid, dans de l'eau distillée, contenant 7 grammes de chlorure de sodium pour 1.000. Les solutions obtenues ont été filtrées sur un linge fin. Tous les liquides ont été préparés au moment même de l'opération, aussi aseptiquement que possible. L'élévation thermique se produisant, d'ailleurs, dès le moment de l'injection ne peut être mise sur le compte d'une infection quelconque. On ne saurait davantage incriminer les effets de l'eau salée agissant isolément, attendu que nous avons injecté à plusieurs reprises ce liquide sans autre élément. Or, comme en font foi les tableaux ci-joints, nous n'avons pas obtenu de variations de température de plus de 4 à 5 dixièmes de degré, variations bien éloignées de nos résultats.

Un point à remarquer, c'est que, bien que toutes nos injections aient été faites à la température du milieu extérieur, c'est-à-dire bien au-dessous de celle des animaux injectés, jamais ou presque jamais, nous n'avons noté d'abaissement initial, l'ascension commençant aussitôt après l'opération. L'injection d'eau salée seule dans les mêmes conditions, au contraire, si elle ne produit pas à proprement parler d'hypothermie sensible (1 à 2 dixièmes de degré environ) retarde du moins la très légère ascension thermique consécutive ; celle-ci en effet ne se fait sentir qu'après une demi-heure au moins (1).

(1) Tracés K et L.

Toutes nos injections ont été exécutées sur le lapin. On pourrait nous objecter que la température de cet animal est peu constante; cela est vrai, mais les variations thermiques que nous avons obtenues sont bien trop marquées pour pouvoir être comparées à ces faibles oscillations physiologiques du lapin. Le lapin, d'ailleurs, dit M. Bouchard (1), mérite d'être choisi

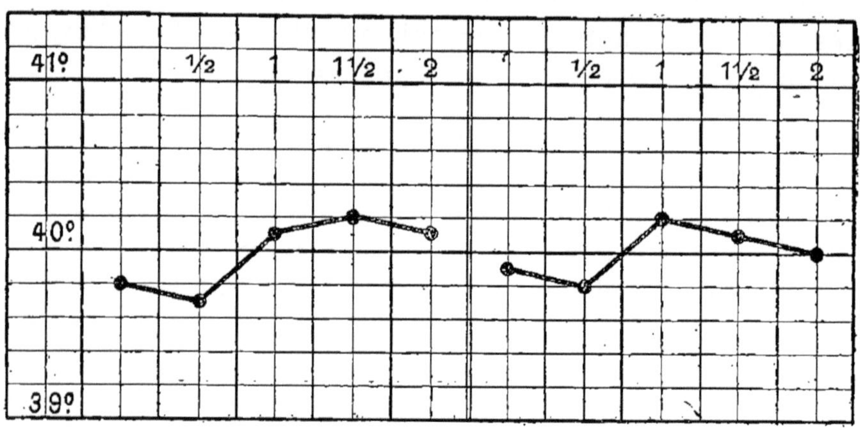

Tracés K et L.

quand il s'agit de pratiquer l'injection intraveineuse. La veine marginale postérieure de la face dorsale du pavillon de l'oreille se laisse facilement pénétrer, sans dénudation préalable, par la canule de Pravaz. Le cobaye, au contraire, dont la température est notablement plus stable, n'offre que de très fines veinules qui rendraient l'opération très difficile, sinon impossible. Le chien, enfin, n'est pas un meilleur réactif; car, pour faire des expériences comparatives, il faut agir sur des animaux de même race d'abord et, surtout, de même taille; le procédé qui consisterait à rapporter les résultats à une même unité (par exemple à 1 kilogramme de matière vivante), conduirait à des conclusions erronées (2). Les lapins, eux, ont des poids assez constants; mais il faut avoir soin de les garder au laboratoire pendant plusieurs jours pour les acclimater et s'assurer qu'ils ne sont pas malades.

(1) Ch. Bouchard, *Loco citato.*

(2) H. Roger. *Loco citato.*

A. — Extrait de poumon. (1)

Nous avons expérimenté deux extraits de poumon, l'un au 1/4, l'autre au 1/3, c'est-à-dire obtenus par la trituration de 1 partie d'organe, en poids, dans 3 parties d'eau salée, pour le premier cas; et, pour le second, de 1 partie de poumon dans 2 parties d'eau salée.

3e Expérience.

Un lapin reçoit 6 centimètres cubes de l'extrait pulmonaire au 1/4. Sa température est de 39,6. En une heure elle monte à 40,9; elle se maintient plusieurs heures à ce niveau. Le lendemain, vingt-quatre heures après l'injection, l'animal avait encore 40,3, ce qui est au-dessus de la normale.

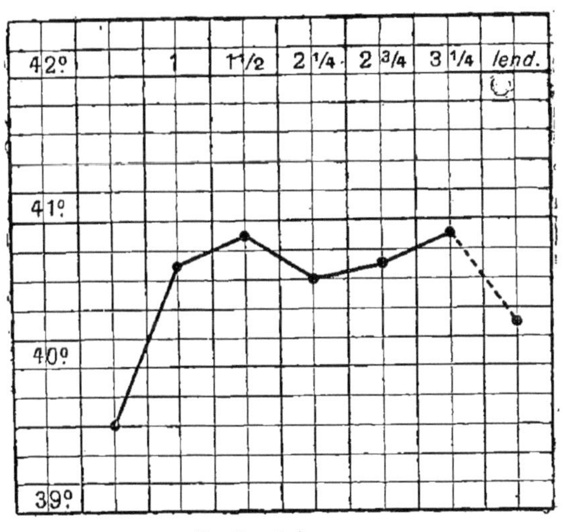

3e Expérience.

4e Expérience.

A un second lapin, on injecte 5 centimètres cubes de la même liqueur au 1/4; l'ascension se fait plus lentement, le maximum est atteint en trois heures et demie; de 39,8 à 40,8. Le lendemain, le thermomètre indiquait encore, après vingt-quatre heures,

(1) Les expériences sur le poumon, le foie, le cerveau ont été commencées par M. Charrin qui nous les a abondonnées.

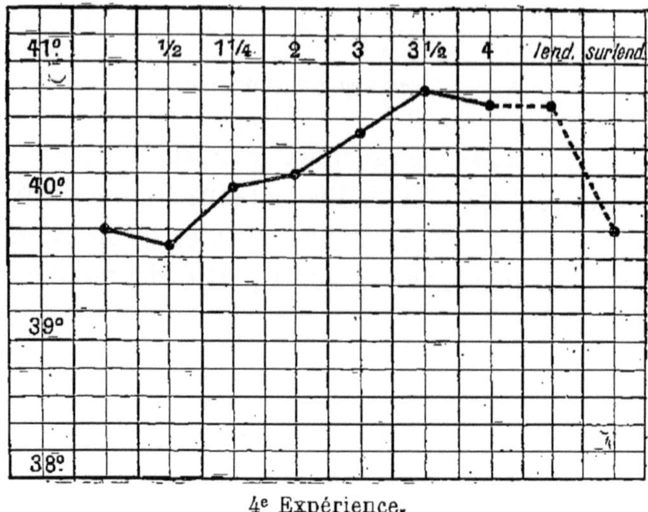

4e Expérience.

40,8; mais la fièvre cesse, et le surlendemain, l'animal a 39,8, sa température initiale.

5e *Expérience.*

Chez un troisième lapin, on fait pénétrer 12 centimètres cubes d'un extrait au 1/3. Ainsi cet animal reçoit une plus grande

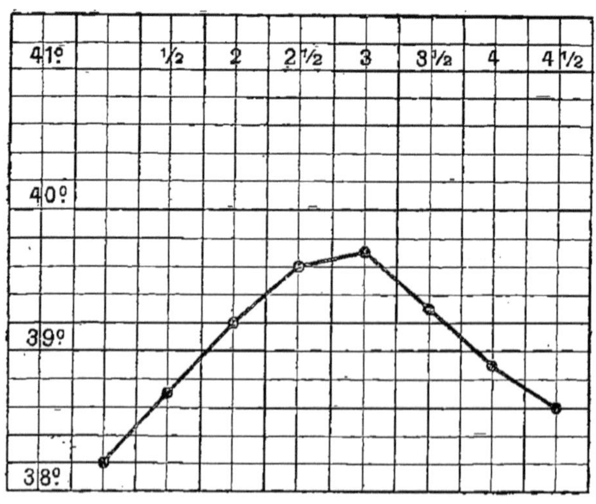

5e Expérience.

quantité d'un extrait plus concentré. Il réagit en faisant une poussée fébrile plus intense. Nous verrons pourtant que cela n'est pas absolument nécessaire. Certains animaux, en effet, ont plus de fièvre pour moins de substance organique. Il y a là une question de réaction vitale propre à chaque sujet. Dans le cas présent, le lapin a 38,2 au début de l'expérience ; en trois heures, le thermomètre s'élève à 39,7, marquant ainsi une ascension de 1 degré et demi. Il faut ajouter que la température ne tarda pas à baisser assez rapidement ; en effet, quatre heures et demie après l'injection, elle était retombée à 38,6.

B. Extrait de capsules surrénales.

Il nous a semblé qu'en général le liquide contenant les principes thermogènes de ces organes agissait d'une façon moins marquée sur la température que les autres extraits organiques que nous avons essayés. Et pourtant, dans trois expériences, nous avons obtenu une ascension d'environ 1 degré. Nous avons préparé la solution en broyant un tiers de capsule surrénale dans deux tiers d'eau salée.

6e *Expérience.*

Un lapin reçoit en injection 3 centimètres cubes. Sa tempéra-

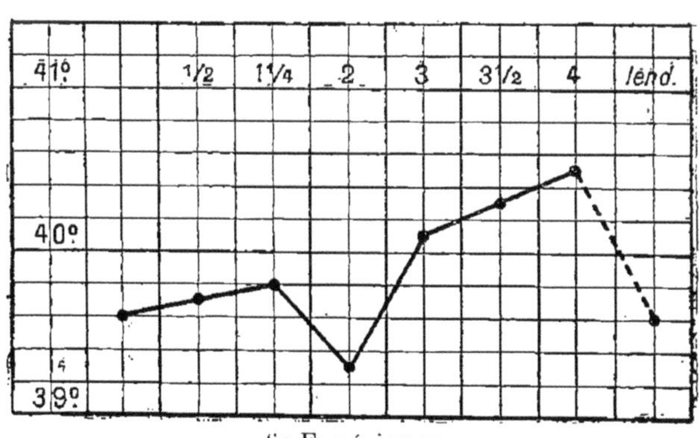

6e Expérience.

ture, de 39,6, s'élève à 40,5 ; mais l'ascension est assez lente, le maximum n'étant atteint qu'en quatre heures. De plus, elle présente une légère interruption ; deux heures après l'opération, une chute de quelques dixièmes se produit ; puis l'ascension reprend régulièrement. Le lendemain, la température de l'ani- était redescendue au degré initial, 39,6.

7e *Expérience.*

On injecte 3 centimètres cubes d'extrait à un lapin chez lequel le thermomètre marque 39,4. L'ascension, ici, est assez rapide,

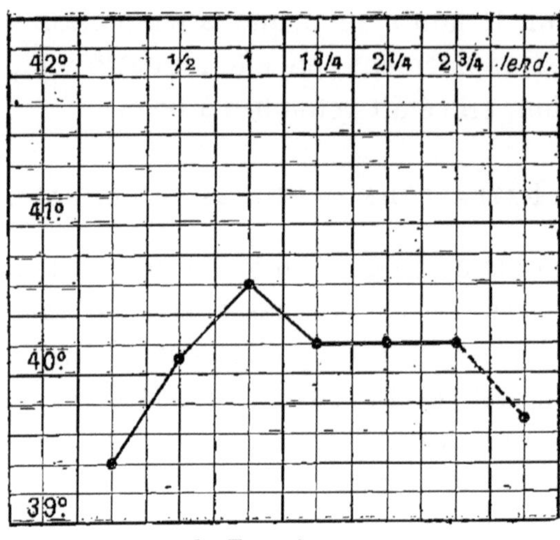

7e Expérience.

et le maximum est atteint en une heure, 40,6 : ce qui donne 1,2 dixièmes d'élévation. Trois quarts d'heure plus tard le thermomètre a baissé un peu, 40,2, et il reste à ce niveau, tant que nous avons pu suivre l'animal ce jour-là, c'est-à-dire environ deux heures. Le lendemain, après vingt-quatre heures, il marque 39,7.

8e *Expérience.*

Dans ce cas, comme dans le précédent, l'ascension thermique est assez rapide, puis la température baisse mais reste quelques heures au-dessus de la normale.

Le lapin avait 38,8, et, pour une injection de 3 centimètres cubes, le thermomètre s'élève à 39,9.

Le lendemain, température normale.

Nous pouvons ajouter, à ces résultats obtenus chez l'animal, que des injections de capsules surrénales pratiquées dans le service de M. le professeur Bouchard, à la Charité, chez un homme atteint de maladie d'Addison, ont donné à M. Charrin des élévatio s thermiques notables. Toutefois, le sujet étant fébricitant de par le fait d'une tuberculose pulmonaire, il est difficile de

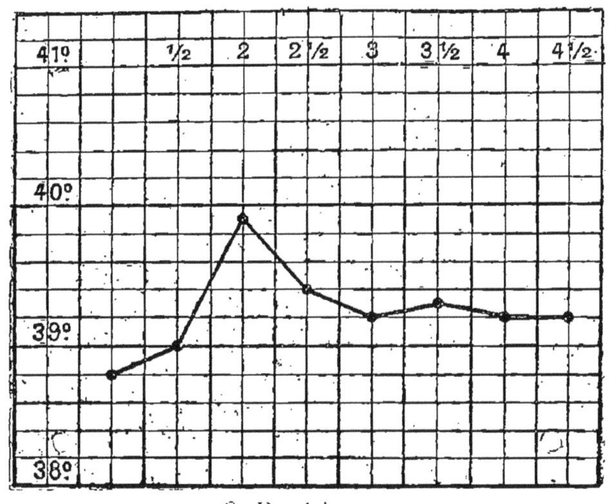

8e Expérience.

faire rigoureusement la part de l'injection elle-même dans cette production de chaleur.

C. — Extrait de cerveau

9e *Expérience.*

Une seule expérience a été tentée avec l'extrait de cerveau.

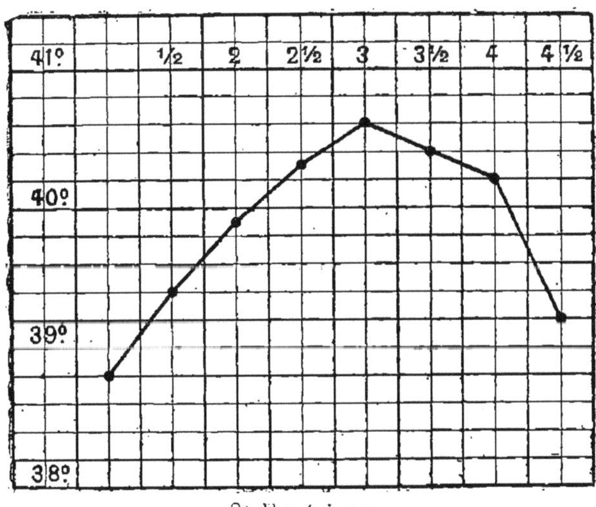

9e Expérience.

Nous avons employé une liqueur au 1/3, dont nous avons introduit 3 centimètres cubes. La température initiale était de 38,8 En trois heures, elle était montée à 40,6, ce qui donne près de 2° d'élévation. Cette fièvre a été d'ailleurs assez courte, car quatre heures et demie après l'injection, le thermomètre ne marquait plus que 39°2.

D. — Extrait de rate.

Nous avons déjà vu que M. Roux avait publié le compte rendu d'expériences faites chez le mouton avec l'extrait alcoolique de rate normale. Nous avons, de notre côté, préparé des extraits aqueux de cet organe, au 1/3, comme pour nos autres injections.

10e *Expérience.*

Un premier lapin reçoit dans les veines 3 centimètres cubes.

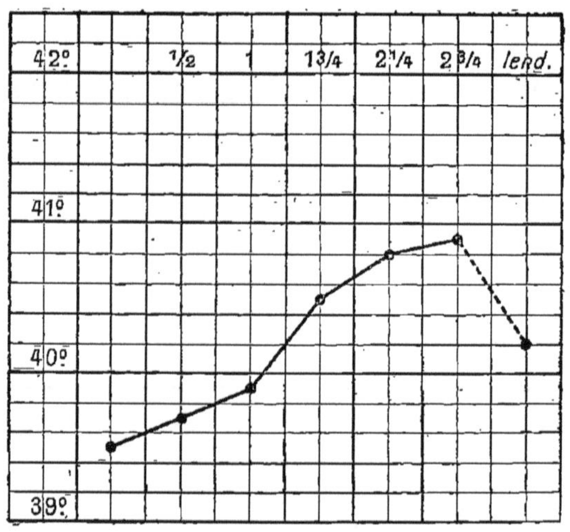

10e Expérience.

La température de 39,5, parvient à 40,9 en trois heures à peine, et est encore au-dessus de 40°, le lendemain.

11e *Expérience.*

Un autre lapin, pour la même dose de liquide injectée, 3 centimètres cubes, nous a présenté une élévation thermique beaucoup plus marquée. De 39°3, que marquait le thermomètre au moment de l'opération, il s'éleva progressivement et régulièrement, en quatre heures au chiffre énorme de 41,7 dixièmes. Le lendemain, la température était encore de 41,2, et ce n'est que le surlendemain, quarante-huit heures après l'injection, que la fièvre avait disparu, 39,4.

E. — Extrait de corps thyroide.

En septembre 1892, M. le professeur Bouchard communiquait en son nom, et en celui de M. Charrin, à l'Association pour

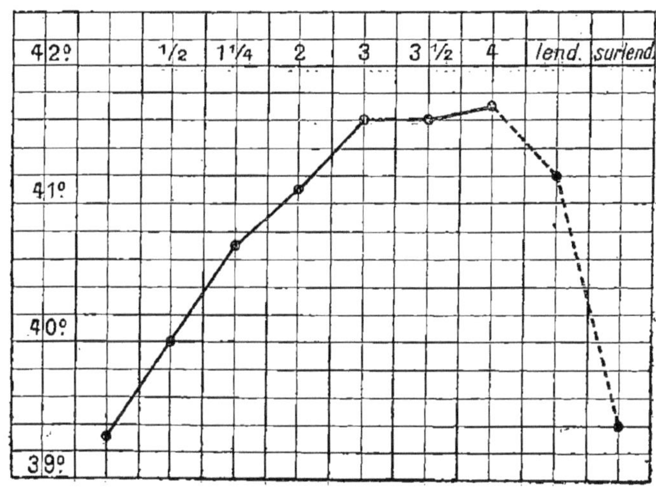

11e Expérience.

l'avancement des sciences, à Pau, les très remarquables résultats constatés chez deux malades atteintes de myxœdème à la suite d'injections sous-cutanées de suc thyroïdien. Parmi les symptômes de l'affection qui s'étaient singulièrement amendés, ces deux auteurs signalaient l'élévation très notable de la température, après une certaine série d'injections.

Voici des fragments de la courbe thermique de ces deux malades : on y a noté les températures axillaires et rectales, qui, d'ailleurs, présentent des oscillations absolument concordantes.

Chez la première, Marie Ch...., entrée à l'hôpital, le 31 mai 1892, la température axillaire reste entre 36° et 36,2, la température rectale variant de 37,1 à 37,3. On commence les injections, régulièrement chaque jour ; et le 5e jour on peut noter une ten-

ce à l'élévation; le 6e jour, la température vespérale, prise
s l'aisselle, est de 36,7 ; le 7e jour la température rectale est

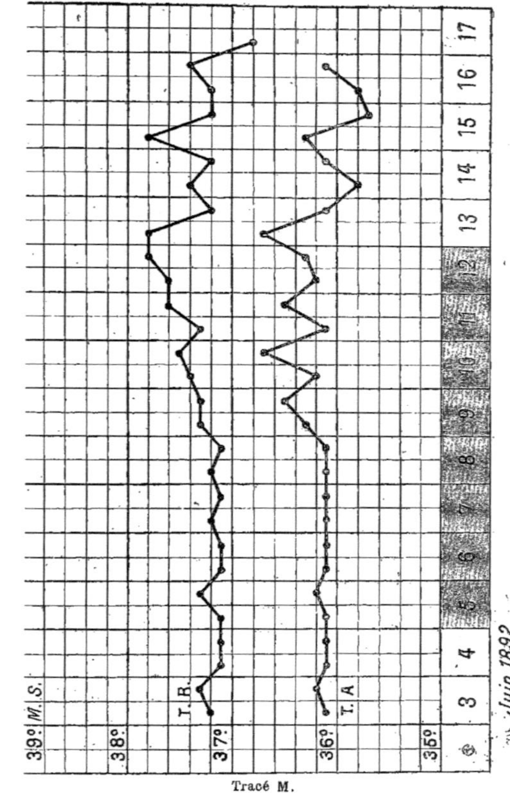

Les parties teintées indiquent les jours de traitement

Tracé M.

de 37,6, le soir ; enfin le 8e jour, la malade a, dans le rectum, 37,6 le matin, et 37,8 le soir. Comme preuve de l'influence des injections thyroïdiennes sur la température, nous pouvons ajouter qu'aussitôt après la suppression du traitement, le thermomètre se mit à baisser aussi bien dans le rectum qu'à l'aisselle (1).

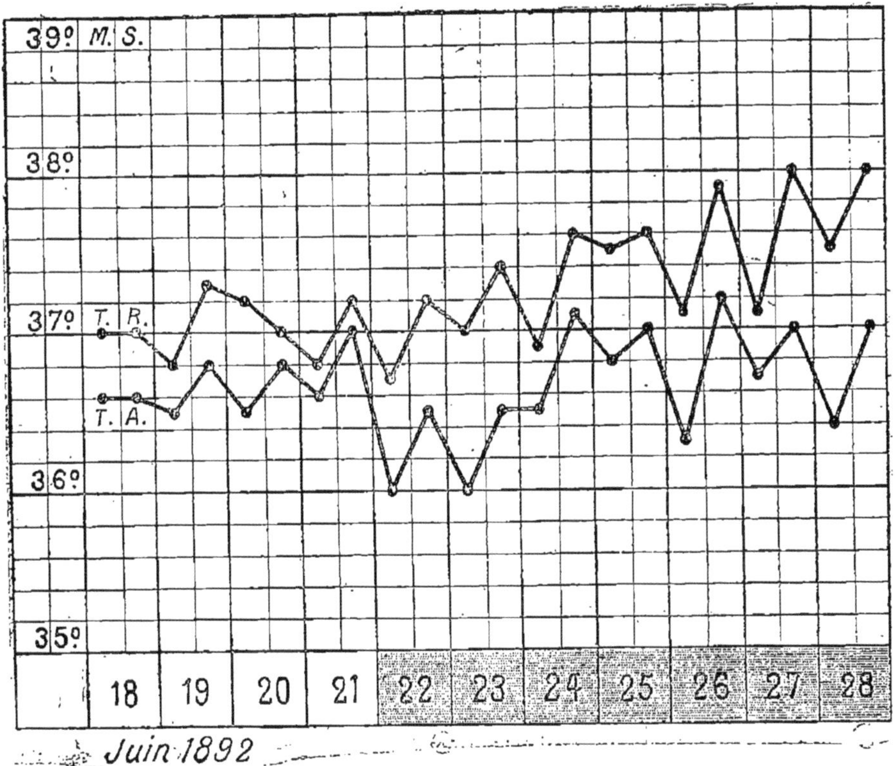

Tracé N.

La deuxième malade a présenté de pareilles modifications de la température. En voici deux exemples :

D'abord, en juin 1892, à l'inauguration du traitement (2), nous voyons la température axillaire oscillant entre 36,6 et 36,8 et la température rectale à peu près fixe sur la ligne de 37°. Après quelques jours d'injections, cette dernière atteignait 37,5 et bientôt après 38° le soir, pendant que la température axillaire s'était élevée à 37° qu'elle dépassait même quelquefois.

Plus tard, en janvier 1893 (3), le traitement ayant été interrompu, la température axillaire reste constamment au-dessous

(1) Tracé M. — (2) Tracé N. — (3) Tracé O.

de 37° et la température rectale, ne dépasse ce niveau que de quelques dixièmes : on recommence une série d'injections, et au

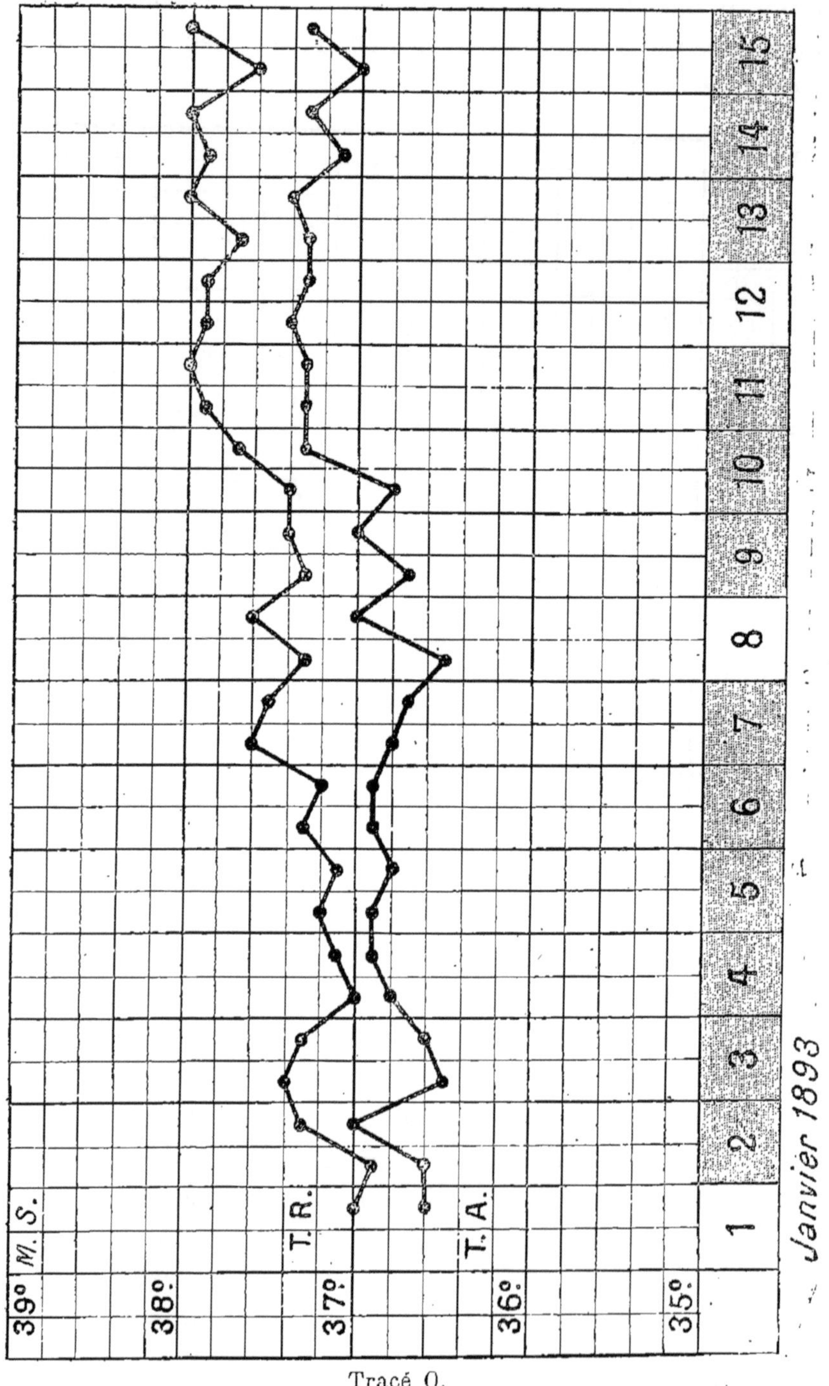

Tracé O.

bout de dix jours, le thermomètre atteignait 38° au rectum et demeurait entre 37,3 et 37,4 à l'aisselle.

Nous avons eu l'idée d'injecter ce même liquide thyroïdien dans le système veineux des animaux, et nous avons obtenu des élévations thermiques importantes.

12e *Expérience.*

Un lapin reçoit 3 centimètres cubes de suc thyroïde ; mais ce extrait avait été, pour les besoins de la conservation, additionné

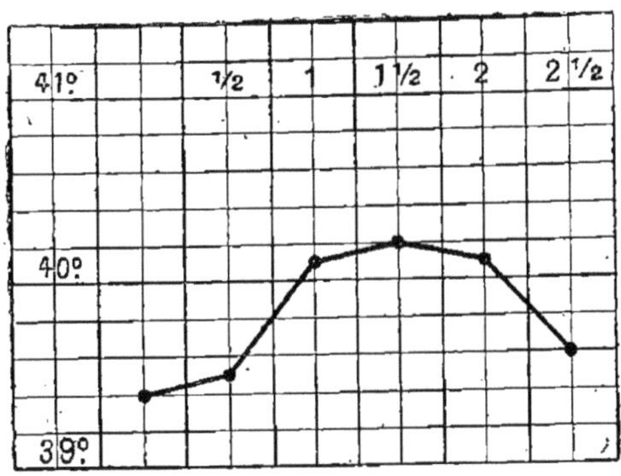

12e Expérience.

d'une petite quantité d'acide phénique, substance éminemment hypothermisante ; néanmoins, non seulement il n'y eut pas d'hypothermie, mais la température, de 39,4, monte à 40,2 en une heure et demie.

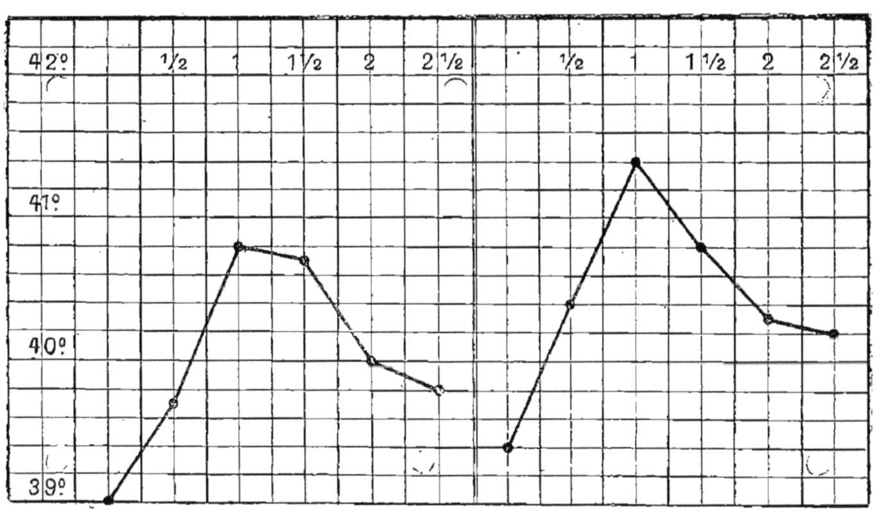

13e Expérience. 14e Expérience.

13e *Expérience.*

Dans ce cas, comme dans le suivant, le liquide thyroïdien a été préparé sans addition d'acide phénique.

On injecte à un lapin 5 centimètres cubes d'extrait de corps thyroïde au dixième, le même que celui employé au traitement des deux malades précédemment citées. La température, de 39°, monte rapidement, en une heure, à 40,8, puis elle baisse aussitôt, et deux heures et demie après l'opération, le thermomètre ne marque plus que 39,8.

14e *Expérience.*

Cette fois, la fièvre est encore plus considérable : 2° d'élévation thermique pour une injection de 10 centimètres cubes. La température du lapin passe de 39,4 à 41,4 dixièmes ; il est vrai que, le maximum une fois atteint, la chute se fait bientôt sentir, et l'animal n'a plus que 40,2, au bout de deux heures et demie.

F. — Extrait de foie.

L'extrait hépatique a été fait comme nos autres extraits, au 1/3.

15e *Expérience.*

Un lapin reçoit 6 centimètres cubes ; en une heure, sa tempé-

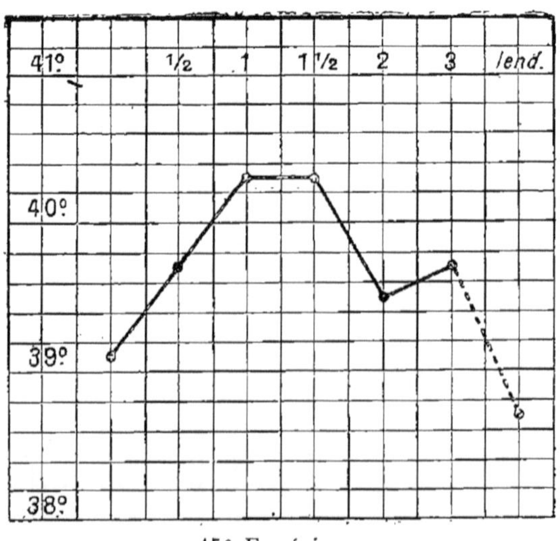

15e Expérience.

rature, de 39,1, gagne 40,3. Elle se maintient une demi-heure à ce niveau, puis commence à descendre.

Le lendemain, elle était légèrement au-dessous du degré initial.

16e *Expérience.*

En une heure et demie, un deuxième animal nous offre une hyperthermie de 1,5, pour une injection de 12 centimètres

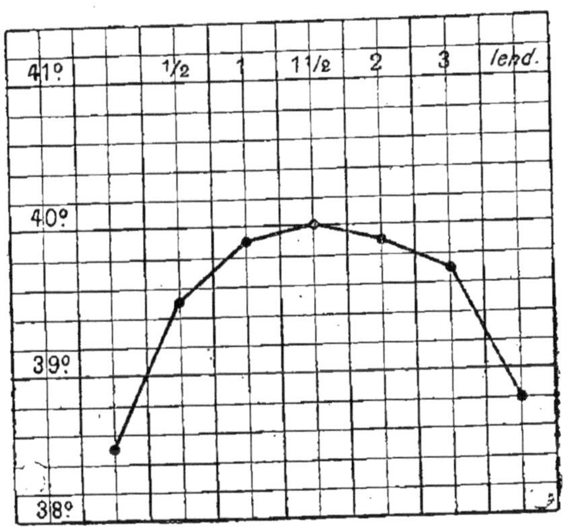

16e Expérience.

cubes. Le thermomètre marquait 38,5 au début de l'opération, le maximum de l'ascension est de 40°; la descente se fait sentir aussitôt après; et le lendemain, la température est normale.

17e *Expérience.*

Chez un troisième lapin, le seul qui, dans toutes nos expériences, n'a pas réagi au point de vue de la température, on fit pénétrer 10 centimètres cubes d'extrait. Il avait 39°.

Après s'être maintenu une heure à ce niveau, il eut un peu d'hypothermie; deux heures et demie après l'injection, le thermomètre ne marquait plus que 37°8. Puis, peu à peu, l'animal a regagné sa température initiale, cinq heures environ après l'opération, mais n'a présenté à aucun moment d'ascension thermique.

Cette exception, unique dans nos séries d'injections, n'infirme

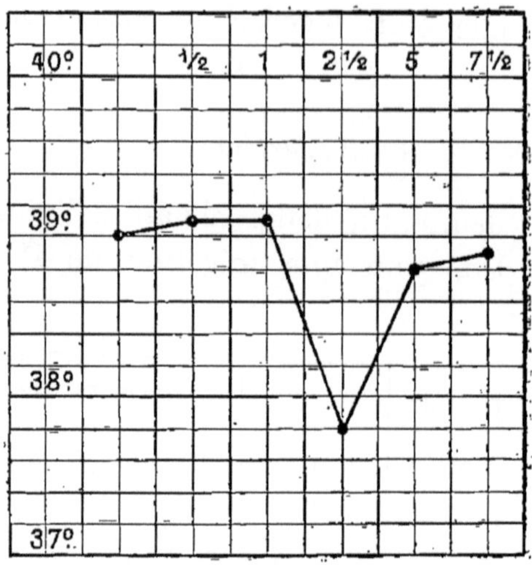

17e Expérience.

en rien le résultat de nos recherches, et doit être imputée à un état particulier de résistance ou de santé du sujet.

18e *Expérience.*

Un autre lapin reçoit 6 centimètres cubes, et sa température, de 39,2, arrive progressivement, en deux heures et demie, à 40,1;

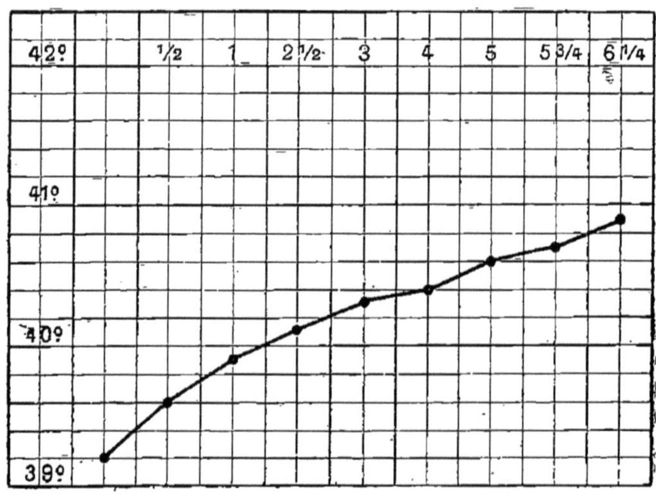

18e Expérience.

puis, l'ascension continuant régulièrement, le thermomètre marque 40,9, sept heures après le début de l'expérience. Le lendemain, température normale.

19e *Expérience.*

Deux autres lapins ont été injectés comparativement, l'un, avec l'extrait de foie soluble dans l'alcool, et l'autre, avec l'extrait soluble dans l'eau, insoluble dans l'alcool. Ce dernier voit, en deux heures, sa température passer de 38,5 à 39,9.

20e *Expérience.*

Du tracé thermique de celui qui a reçu l'extrait soluble dans l'alcool, il résulte que cette substance s'empare, dans l'or-

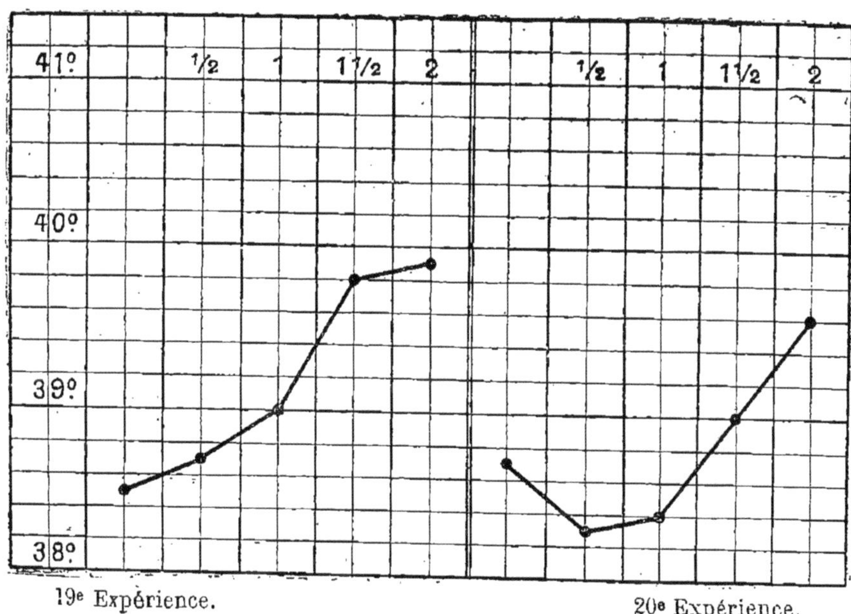

19e Expérience. 20e Expérience.

gane hépatique, d'un principe légèrement hypothermisant, tout au moins au début. En effet, la température, qui était de 38,7, au moment de l'injection, baisse en une demi-heure jusqu'à 38,3; une demi-heure après, elle était de 38,4; puis elle remonta et dépassa la normale; 39°, 39,6 en deux heures.

EXTRAIT DE FOIE D'ANIMAL A JEUN.

Nous avons aussi voulu savoir ce que devenait le principe thermogène du foie chez un animal à jeun. Dans ce but, nous avons laissé un cobaye cinq fois vingt-quatre heures, sans le moindre aliment; son poids, qui était de 777 grammes est tombé à 620 grammes, 157 grammes de perte ; puis nous l'avons sacrifié, et avons préparé son foie comme dans les expériences précédentes. L'extrait hépatique ainsi obtenu est très notablement moins thermogène que l'extrait hépatique d'animal ayant continué à manger jusqu'à la mort.

21e *Expérience.*

Un lapin reçoit en injection 5 centimètres cubes de cet extrait au 1/3. Sa température, de 39,7, monte à 40,4; l'ascension n'est donc ici que de 0,7 dixièmes.

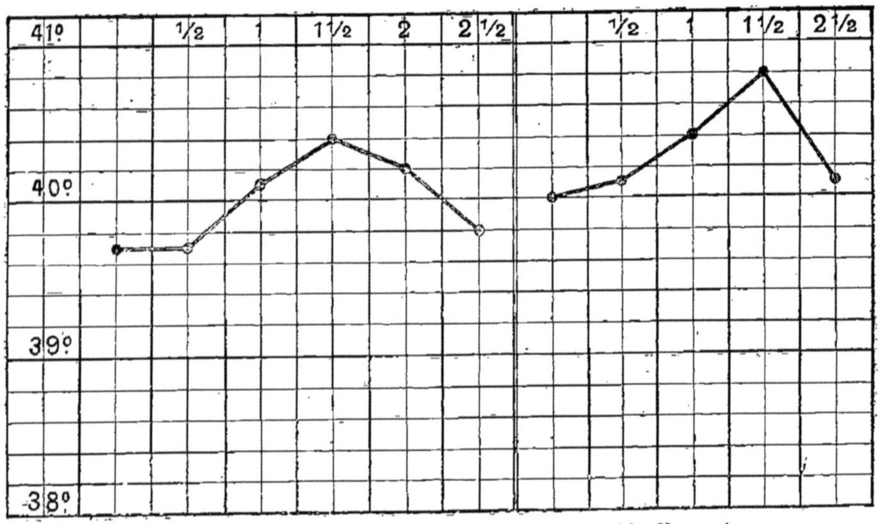

21e Expérience. 22e Expérience.

22e *Expérience.*

Chez un autre animal, on introduit 10 centimètres cubes de la même liqueur, l'ascension est de 0,8 dixièmes; le thermomètre monte de 40° à 40,8.

Extrait de foie soumis a l'action de l'antipyrine.

On sait que l'antipyrine augmente l'activité de la cellule hépatique. Voici les conclusions, à ce sujet, d'une note présentée par M. Lépine à l'Académie des sciences, le 3 avril 1888 : « Nous avons trouvé au moins un cinquième de plus de glycogène hépatique par kilogramme d'animal chez les cobayes antipyrétisés, tandis que la proportion relative de sucre hépatique était un peu diminuée. Nous avons aussi constaté, par une autre expérience, que cet arrêt de la transformation du glycogène en sucre était en partie le résultat d'une action directe sur la cellule hépatique. »

Nous avons eu l'idée de rechercher si l'antipyrine agissant sur le foie augmenterait dans cet organe la production du principe thermogène.

Pour ce faire, nous avons broyé le foie non plus dans l'eau salée, mais dans de l'eau contenant 1 gramme d'antipyrine. Le reste de la préparation n'a pas différé des précédentes.

23e *Expérience*

Un lapin a reçu en injection 5 centimètres cubes d'un tel extrait au 1/3. De 39,3, sa température gagne 40,8 en une heure, puis elle redescend aussitôt et est à 40,3, deux heures et demie après l'opération.

24e *Expérience.*

Chez un autre animal on fait pénétrer 10 centimètres cubes de la même liqueur. Le thermomètre monte de 39,5 à 40,7 en une demi-heure; il baisse ensuite et atteint 39,7 après deux heures et demie.

Nous remarquons que l'ascension a été, dans un cas, de 1,2 dixièmes; dans l'autre de 1° 1/2. C'est à peu près l'élévation thermique causée par l'extrait hépatique ordinaire. Il semblerait résulter à première vue que l'antipyrine n'augmente pas le pouvoir thermogène du liquide hépatique. Pourtant il faut mettre en ligne de compte que l'antipyrine, par elle-même, est un puissant antipyrétique. Ce fait a été mis en lumière, parmi beaucoup d'autres auteurs, par Girard de Genève, en 1887, qui est arrivé à cette conclusion dans des expériences sur le lapin. Si donc, malgré l'antipyrine injectée, la température de l'animal, loin de baisser, monte d'une façon très notable, on peut en conclure que cet agent augmente l'influence thermo-élevatrice de l'extrait hépatique.

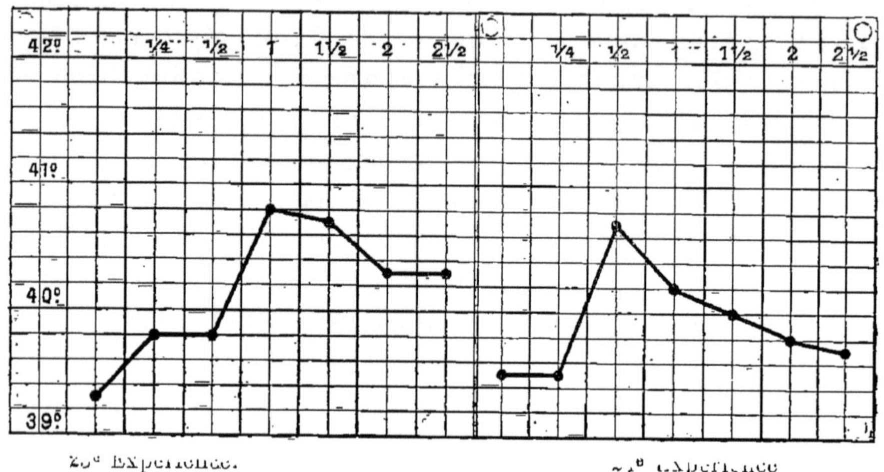

Expérience. Expérience

Un fait à signaler pourtant, dans les deux cas que nous avons observés, c'est que l'ascension a été légèrement troublée au début, comme si la température avait de la peine à s'élever, par suite d'une résistance quelconque, probablement la résistance opposée par l'antipyrine.

Extrait de foie soumis a l'action du bicarbonate de soude.

Le bicarbonate de soude, à côté du rôle important qu'il joue dans les phénomènes digestifs, outre la grande part qu'il a dans l'alcalinité des humeurs, a encore une influence considérable sur le foie ; ce point est bien connu aujourd'hui, il augmente l'activité de la cellule hépatique. Aussi avons-nous préparé un extrait de foie dans lequel le liquide était non de l'eau salée, mais de l'eau tenant du bicarbonate de soude en dissolution.

Nos premiers extraits étaient ainsi composés, comme d'habitude, 1/3 d'organe pour 2/3 d'eau, avec une dose de sel de soude égale à la moitié du poids d'organe employé.

Plusieurs expériences ont été faites avec une telle liqueur.

25° *Expérience.*

On injecte à un lapin 5 centimètres cubes d'extrait ; sa température est de 39,2. En une heure et demie, le thermomètre

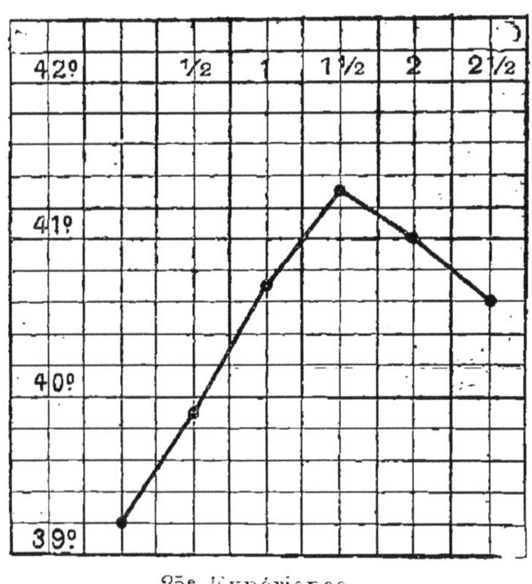

25e Expérience.

monte à 41,3 dixièmes ; un peu plus de 2° d'ascension, ce qui est l'indice d'une fièvre considérable. Une heure après avoir atteint le maximum, il est encore à 40,6. L'animal avait reçu une dose sensiblement égale à 0 gr. 60 de bicarbonate de soude.

26e *Expérience.*

On fait pénétrer chez un autre lapin, 6 centimètres cubes de la même préparation. De 39,1, sa température s'élève rapidement, en une heure, à 40,8. Après être restée stationnaire un quart d'heure à peu près, elle s'abaisse, et deux heures après l'injection, elle est de 39,8. Le lendemain, tout est normal. L'animal avait reçu environ 0 gr. 75 de bicarbonate de soude.

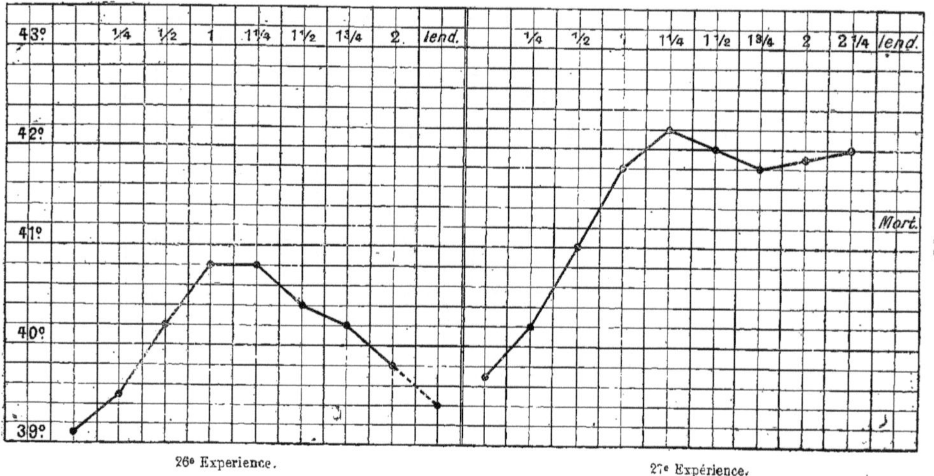

26e Experience.

27e Expérience.

27e *Expérience.*

On introduit dans les veines d'un troisième lapin 12 centimètres cubes de la liqueur, (à peu près 1 gr. 50 de bicarbonate de soude). L'animal a 39,7. En une heure, c'est-à-dire très vite, le thermomètre marque 41,8 dixièmes. En une heure et quart,il est à 42,2 dixièmes, chiffre très élevé. Nous le suivons encore une heure; la température demeure stationnaire aux environs de 42°. Le lendemain matin, en arrivant au laboratoire, le lapin était mort; sa mort devait remonter déjà à un temps assez long,

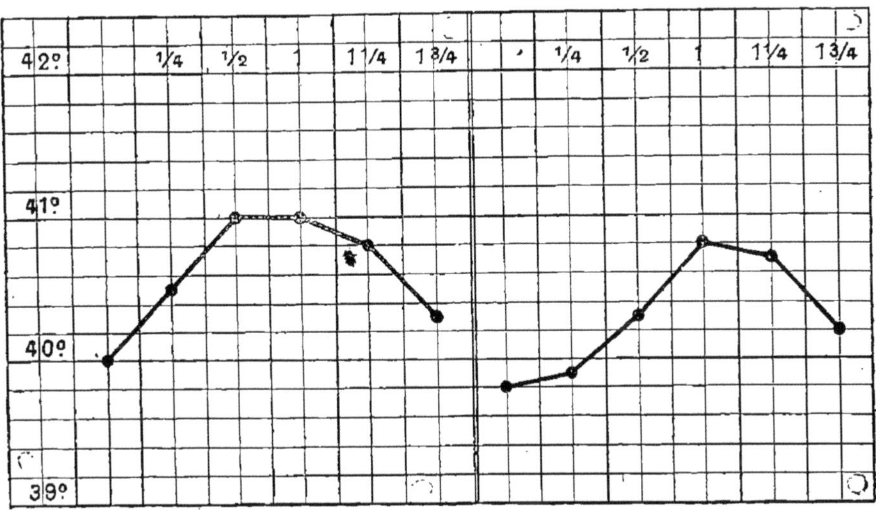

28e Expérience. 29e Expérience.

car il était absolument froid et rigide. A l'autopsie, faite par M. Charrin, nous ne remarquons rien de particulier. Il est possible d'admettre que l'animal est mort d'hyperthermie.

Nous avons voulu voir comparativement ce que devenait la température après l'injection intraveineuse d'eau ne contenant que du bicarbonate de soude, à la même dose que dans la liqueur précédente.

28e *Expérience.*

Un premier lapin [reçoit 6 centimètres cubes, renfermant 0 gr. 75 de sel. Sa température est à 40°; elle monte à 41° en une demi-heure, elle s'y maintient une autre demi-heure, puis se met à descendre.

En somme, 1° d'élévation thermique, au lieu de 1° et 7 dixièmes. (Expérience 26.)

29° *Expérience.*

Un autre animal reçoit 12 centimètres cubes (1 gr. 50 de bicarbonate de soude). Sa température est de 39,8, au moment de l'injection. En une heure, le thermomètre s'élève à 40,8, il baisse ensuite assez rapidement. Ici, nous avons encore une ascension de 1° seulement, au lieu de 2° et 5 dixièmes (expérience 27) pour la même dose de sel.

Nous pouvons conclure de ces cinq dernières expériences que ces hyperthermies énormes observées dans ces conditions ne sont pas dues uniquement au bicarbonate de soude; comme, d'ailleurs, elles sont plus considérables que celles produites exclusivement par l'extrait hépatique pur, il devient évident que

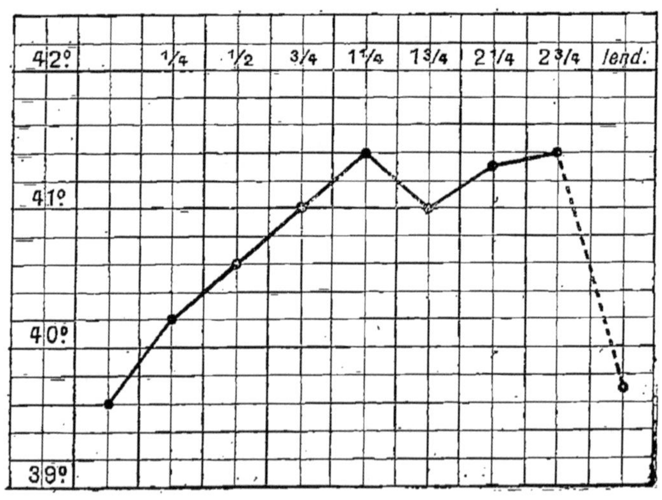

30° Expérience.

le foie, qui, à l'état normal, fabrique des substances thermogènes, en fait en plus grande quantité lorsqu'il est soumis à l'action du bicarbonate de soude.

Le précédent extrait hépatique était au 1/6 par rapport au bicarbonate de soude; nous avons aussi expérimenté un extrait au 1/20 seulement. Nous avons encore, dans ce cas, obtenu un très notable accroissement de l'influence thermo-élévatrice du foie. Voici d'ailleurs cette expérience suivie d'une autre expérience comparative dans laquelle nous avons injecté de l'eau ne contenant que le sel de soude au vingtième.

30e *Expérience.*

On fait pénétrer chez un lapin 10 centimètres cubes d'extrait. La température, de 39,6, monte en une heure et quart à 41° 4 dixièmes, et reste pendant une heure et demie, au moins, à ce maximum élevé. Le lendemain, après vingt-quatre heures, elle est normale, 39,7.

31e *Expérience.*

On injecte à un autre lapin 10 centimètres cubes d'eau tenant en dissolution le bicarbonate de soude seulement. Le thermo-

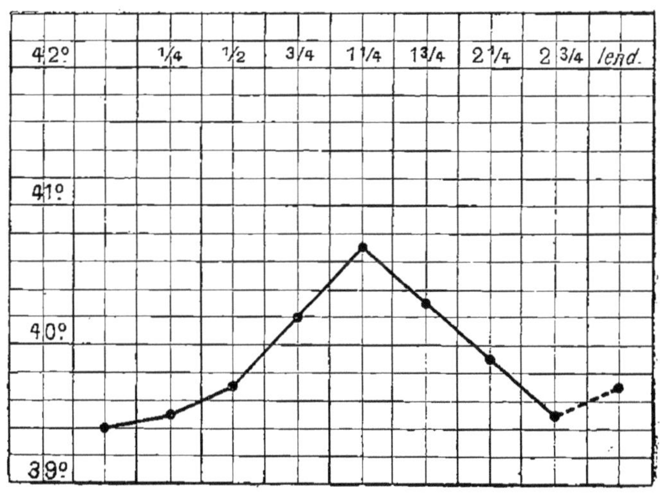

3.e Expérience.

mètre marque 39, 4 au moment de l'opération; il s'élève et atteint 40,7 en une heure et quart, puis il redescend aussitôt, et deux heures trois quarts après le début de l'injection, il est au degré inital.

Dans ces deux faits, nous voyons une confirmation de ce que nous avons énoncé tout à l'heure; la présence du bicarbonate de soude augmente la production de substance thermogène dans le foie.

C'est d'ailleurs de cette façon que, d'après nous, l'on pourrait expliquer l'élevation de température qui suit l'injection d'eau ne contenant que le bicarbonate. Le liquide, injecté dans la veine, entraîné par la circulation, ne tarde pas à arriver à l'organe hépatique, où il provoque une suractivité cellulaire ayant pour conséquence une plus grande sécrétion de principes thermogènes.

Pour essayer de vérifier cette hypothèse, nous avons tenté des expériences que, bien que très insuffisantes, nous allons rapporter ici brièvement, telles qu'elles sont.

Nous avons d'abord cherché qu'elle était l'influence, sur la température, du bicarbonate administré par la voie buccale. Nous n'allons avoir à donner ici que des différences thermiques bien minimes, mais on comprend facilement qu'il n'en peut guère être autrement. Nous leur attribuons pourtant une certaine valeur parce que ces mouvements de la température ont été constants et se sont montrés 4 fois sur 4 dans le même temps. De plus, les difficultés pour faire ingérer cette substance

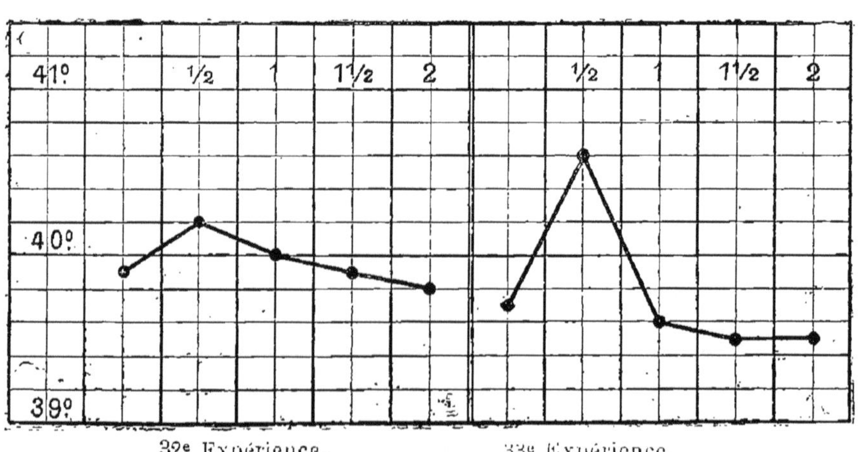

32e Expérience. 33e Expérience.

aux lapins auraient dû avoir plutôt pour effet d'amener un certain abaissement thermique, constaté chaque fois qu'on leur cause un ennui quelconque. Or, dans nos 4 cas, il y a eu tendance à l'élévation de la température.

32e *Expérience.*

On fait absorber à un lapin une dose de 1 gr. 20 à 1 gr. 50 de bicarbonate de soude, en poudre. De 39,9, sa température passe à 40,2 dixièmes en trente minutes ; une heure après l'ingestion, elle est redevenue ce qu'elle était tout d'abord.

33e *Expérience.*

Un deuxième lapin, pour la même quantité de sel, a dans le même temps, une hyperthermie plus marquée. De 39,7 à 40,6, en une demi-heure. En une autre demi-heure, le thermomètre retombe au degré initial.

34e *Expérience.*

Pour une dose de 1 gr. 50 à 2 grammes, un troisième animal monte en une demi-heure, de 4 dixièmes, 39,7 à 40, 1.

35e *Expérience.*

Chez un quatrième lapin qui a ingéré le même poids de bicarbonate que le précédent, on constate une ascension de 6 dixièmes de degré, de 40° à 40,6.

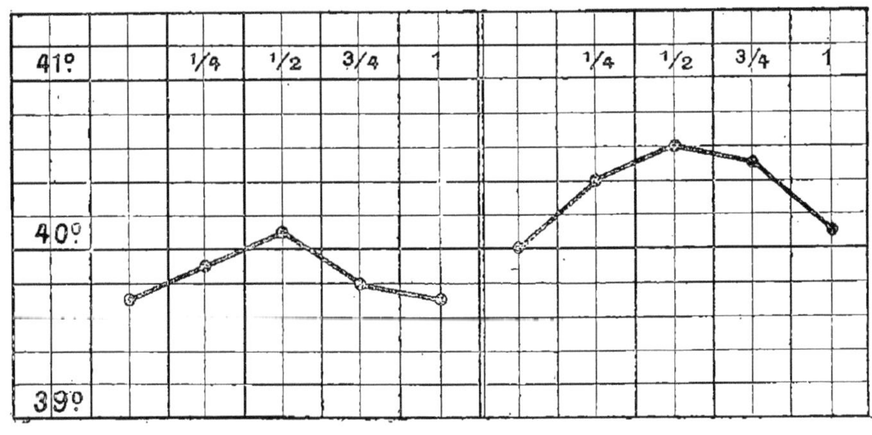

34e Expérience. 35e Expérience.

Dans ces quatre expériences, le maximum de l'élévation est atteint en une demi-heure ; et la descente jusqu'au niveau initial se fait aussi en une demi-heure. Cela semble bien prouver qu'il y a là autre chose qu'une simple coïncidence. Donc, le bicarbonate de soude introduit par la voie buccale élève la température. Partant de ce principe que, si l'injection intraveineuse de bicarbonate de soude en solution cause une ascension thermique, c'est en augmentant la production des principes thermogènes du foie, nous avons pensé que, à la suite de la suppression de cet organe, la même injection devait être sans influence sur la température, et nous avons tenté des recherches dans ce sens. Mais ici, nous nous sommes heurtés à des difficultés presque insurmontables. L'hépatectomie totale, qui est souvent suivie de survie plus ou moins longue chez certaines espèces d'animaux, provoque la mort immédiate chez le lapin. D'autre part, ayant pratiqué toutes nos expériences précédentes sur cet animal, nous n'avons pas voulu prendre d'autres sujets. Nous nous sommes alors bornés à faire des opérations partielles, à extirper plusieurs lobes du foie, en en laissant en place assez pour que l'animal puisse vivre quelque temps.

Malgré ces précautions, nous avons dû recommencer plusieurs fois l'expérience, quelques animaux étant morts plus ou moins rapidement après l'extirpation. Nous avons pourtant réussi à garder vivants quelque temps deux lapins, un auquel nous avons injecté du bicarbonate de soude et un témoin ; et, par un heureux hasard, les résultats sont d'autant plus comparables, que, chez tous deux, le poids d'organe enlevé a été exactement de 25 grammes. Les opérations ont été exécutées sans l'aide d'antiseptiques, ceux-ci étant hypothermisants. Nous nous sommes contentés de lavages à l'eau bouillie tiède. Pour la même raison, pas d'anesthésie.

36e *Expérience.*

Lapin, ayant une température de 39,8. L'opération dure dix minutes, tout compris. Ligature de plusieurs lobes de foie, et section du pédicule. Pas d'hémorrhagie. Suture de la paroi abdominale. La partie de foie extirpée pèse 25 grammes. A la fin de l'opération 39,4. L'animal se tient sur ses pattes, et ne présente rien de particulier. Il urine et rend des matières fécales.

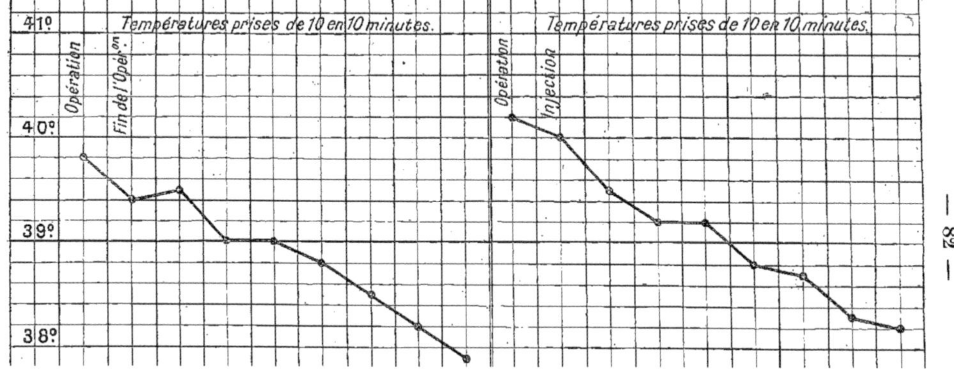
41°
40°
39°
38°
Températures prises de 10 en 10 minutes.
Opération
Fin de l'Opér.on
Températures prises de 10 en 10 minutes.
Opération
Injection

La température prise de dix en dix minutes, baisse de plus en plus. En voici d'ailleurs les chiffres.

Fin de l'opération 39,4, puis 39,5, 39°, 39°, 38,8, 38,5, 38,2, 37,9. Nous quittons alors l'animal, vivant et commençant même à manger. Le lendemain matin, en arrivant au laboratoire, nous le trouvons mort, absolument froid. A l'autopsie, très légère hémorrhagie dans l'abdomen. Nous extrayons ce qui reste du foie et le pesons : 32 grammes.

Ainsi donc, après l'hépatectomie partielle, la température de l'animal tend à baisser d'une façon très notable. Nous verrons que, dans les mêmes conditions, une injection de 10 centimètres cubes d'eau contenant 0 gr. 50 de bicarbonate de soude en dissolution, au lieu d'amener une hyperthermie de 1,3 dixièmes, comme dans l'expérience 31, n'empêche pas l'hypothermie de se produire et d'être aussi considérable que si cette injection n'avait pas été faite.

37e *Expérience.*

Lapin, ayant une température de 40°,2. L'opération, pratiquée comme dans la précédente expérience, dure treize minutes. Très légère hémorrhagie. On enlève exactement 25 grammes de foie. Aussitôt après, le thermomètre marque 40°. On fait une injection de 10 centimètres cubes de solution de bicarbonate de soude au vingtième.

La température est prise toutes les dix minutes, et l'on note successivement 39,5 39,2, 39,2, 38,8, 38,7, 38,3, 38,2. L'animal qui, jusque-là, était resté sur ses pattes, s'affaisse et tombe de côté et, quelques minutes après, il meurt.

L'autopsie est immédiatement pratiquée. Un peu de sang épanché dans l'épaisseur de la paroi abdominale ; très légère hémorrhagie dans l'abdomen. Le reste du foie pèse 27 grammes. Rien de particulier à noter.

On voit par là que l'hypothermie a été aussi marquée que dans la première opération, malgré l'injection de bicarbonate de soude qui, à l'état normal, lorsque le foie est intact, est une cause d'élévation thermique puissante.

Nous ne saurions tirer des conclusions fermes de ces dernières expériences, trop peu nombreuses. Nous les avons néanmoins rapportées ici ; car, quelles qu'elles soient, elles semblent être d'accord avec l'opinion que nous avons formulée plus haut, à savoir que le bicarbonate de soude n'est thermogène que par son action directe sur le foie.

CHAPITRE III

ÉTUDE DES SUBSTANCES THERMOGÈNES.

Maintenant que nous avons prouvé que, dans la plupart des organes, à l'état sain, des substances thermogènes existent, qu'elles sont, pouvons-nous savoir ce qu'elles sont? Quelle en est, en un mot, la nature? Comment agissent-elles? Quel en est le rôle? Et que deviennent-elles? Ce sont là des points que nous allons traiter à présent; mais cette étude sera forcément très brève; car on ne sait encore que fort peu de choses sur ces principes.

A. — QUE SONT LES SUBSTANCES THERMOGÈNES?

Ces substances sont peu ou pas connues chimiquement. Pour M. le professeur Bouchard (1) elles seraient multiples, et varieraient avec chaque organe; cela est, du moins, très probable. On peut concevoir facilement que les tissus produisent des matériaux de désassimilation, analogues aux alcaloïdes végétaux, par exemple, et élevant comme eux la température.

Paul Binet (1) a cherché à les isoler. Il a présenté à ce sujet une note à l'Académie des sciences, dans sa séance du 27 juillet 1891. Voici le résumé de sa communication :

« J'ai reconnu dans l'urine humaine la présence d'une substance thermogène qui est entraînée par les précipités amorphes à la manière des ferments solubles et qui se redissout dans la glycérine d'où elle peut être précipitée par l'alcool (3).

(1) Ch. Bouchard. Cours à la Faculté, 1893.

(2) P. Binet. Sur une substance thermogène de l'urine.

(3) *Mode de préparation.* — On verse un litre d'urine dans un grand verre à pied. On acidule par l'acide phosphorique; on ajoute 1 à 2 centimètres cubes d'une solution concentrée de chlorure de calcium; puis on neutralise par l'eau de chaux et un peu de lessive de soude jusqu'à l apparition d'un précipité floconneux. On laisse déposer ce précipité, on le décante, puis on le

Cette substance se trouve surtout dans l'urine des tuberculeux, mais elle existe également dans d'autres urines pathologiques, et même dans l'urine normale avec un degré d'activité inférieur.

Elle agit tout particulièrement chez les cobayes tuberculeux, ou tout au moins sur ceux qui ont subi des inoculations tuberculeuses. Toutefois, on peut observer, dans certaines conditions, une réaction thermique chez les animaux sains, particulièrement dans le jeune âge et chez les femelles en lactation.

L'injection sous-cutanée de cette substance provoque dans les conditions précitées une élévation de température de 1 à 2° centigrades. Le maximum thermique est atteint le plus souvent pendant la troisième heure qui suit l'injection. Le cycle fébrile est d'environ quatre à cinq heures ; il débute en général pendant la deuxième heure, mais il peut être avancé ou retardé. »

Puis, donnant le résultat de ses expériences, Binet conclut en disant, que d'une part, chez les cobayes non tuberculeux les réactions thermiques sont beaucoup moins constantes et généralement plus faibles que chez les animaux tuberculisés, et, de l'autre, les réactions obtenues à l'aide d'urines provenant de sujets tuberculeux ont été, dans la plupart des cas, plus fortes que celles obtenues avec les urines normales.

Voilà, à peu près, les seuls renseignements que l'on possède à l'heure actuelle sur la nature des substance thermogènes, et c'est très peu.

reçoit sur un filtre. On le lave à l'alcool fort, on le sèche, et on le laisse macérer dans la glycérine (10 à 12 centimètres cubes) pendant deux à trois jours. On filtre. Si l'on ajoute à l'extrait glycérique quatre à cinq volumes d'alcool, il se fait un précipité floconneux qui, recueilli sur un filtre, se redissout dans l'eau.

On peut employer pour les injections, soit l'extrait glycérique étendu d'eau 1/5, 1/7, 1/10, soit la solution aqueuse du précipité floconneux.

Une courte ébullition ne détruit pas l'activité de la substance thermogène.

B. — Comment agissent les substances thermogènes?

Tout le monde est aujourd'hui bien d'accord sur ce point que, quand une substance augmente la calorification, ce n'est pas par sa combustion chimique propre, mais bien par son action sur le système nerveux. Les divergences apparaissent lorsqu'il s'agit d'établir quelle est au juste l'action produite sur le système nerveux, et où siègent les centres thermiques.

Passons brièvement en revue quelques-unes des théories qui ont été avancées sur ces questions.

En 1832, Cl. Bernard déclare qu'après la section de la moelle d'un animal, chien ou lapin, la température baisse et même assez rapidement. En deux ou trois heures, il obtient une chute de 39° à 30°. Cela prouve l'existence dans la moelle de centres agissant sur la calorification.

Plus tard, en 1837, un chirurgien anglais, Brodie, publie une observation dans laquelle, à la suite d'une plaie de la moelle cervicale, tout le tronc sauf le diaphragme et les quatre membres étant paralysés, le malade mourut quarante-deux heures après l'accident avec une température de 43,9.

Des faits pareils, rares il est vrai, au nombre de 8 à 9, dans toute la science, ont été vus par Billroth, Frerichs, Weber, Simon, Quincke, Fischer et Nieden.

En 1852, Cl. Bernard admet l'influence du grand sympathique sur la température.

Liebermeister, Kernig, Wahl, émettent l'hypothèse d'un appareil régulateur des phénomènes de la calorification situé quelque part, dans le système nerveux central, la production de chaleur étant la conséquence d'un trouble de cet appareil. Pour Wachsmuth, l'élévation de la température dans la fièvre est due à une paralysie de ce même appareil. Tout cela, c'est de l'hypothèse.

En 1866, Tscheschichin publie le résultat de ses expériences. Il coupait sur un lapin la moelle allongée à sa jonction avec la protubérance annulaire. La température générale montait aussitôt après l'opération, la respiration et les battements cardiaques s'accéléraient. Après une demi-heure, le thermomètre marquait 40,1, au lieu de 39,4. Après une heure, il était à 41,2, on notait 78 à 90 mouvements respiratoires, et le pouls était devenu innombrable. Au bout d'une heure et demie, température de 42,1 ; au bout de deux heures, 42,6. Alors survenaient la dyspnée et les convulsions, bientôt suivies de la mort. Tscheschichin rattache ces faits à l'existence de centres modérateurs de l'activité médullaire qui, par leur action continuelle, diminuent l'intensité d'action de la moelle épinière. De la destruction ou de la section de ces centres résulterait l'augmentation morbide de l'activité des centres médullaires, et, pendant un certain temps, un fonctionnement excessif en serait la conséquence (exagération des réflexes, respiration précipitée, accélération du cœur, élévation de la chaleur animale).

A la suite de nombreuses expériences, Naunyn et Quincke (1869) admettent dans la moelle l'existence de fibres modératrices des phénomènes de combustion.

Puis Christiani produit des lésions des corps striés et voit monter la température centrale. Baginsky étudie le noyau caudé à ce point de vue.

Isaac Ott distingue 4 centres thermiques : l'antérieur correspondant à la région rolandique; l'inférieur qui n'est autre que la circonvolution temporo-sphénoïdale extrême, le corps strié, et sur ce point, l'auteur est parfaitement d'accord avec Christiani, avec Hale White, etc. ; enfin, la couche optique dont l'influence est plus obscure.

Ott admet aussi les tubercules quadrijumeaux comme centres thermiques.

Ainsi donc la moelle, la partie centrale de l'encéphale, leur union sont des centres de thermogenèse, mais le même rôle peut encore être attribué à l'écorce cérébrale.

En 1883, le professeur Ch. Richet montre que la lésion de cette partie produit l'hyperthermie. L'expérience, dit cet observateur, est facile et réussit souvent. Il suffit d'enfoncer un stylet dans la région antérieure du cerveau. Dans les cas heureux, on obtient une élévation de température de 2° en moins d'une heure. Rien n'est changé chez l'animal qui marche, mange, entend, regarde; il n'y a absolument que de l'hyperthermie. Mais il est difficile de préciser le point de la piqûre, et de déterminer exactement le centre thermogène. La piqûre doit être ainsi pratiquée, pour M. Richet : sur une ligne idéale qui, du 1/3 antérieur de l'orbite d'un côté, va rejoindre le 1/3 antérieur de l'orbite du côté opposé, à égale distance de la ligne médiane interhémisphérique et de l'orbite, on enfonce tout droit le stylet, perpendiculairement à la base du cerveau.

Ces recherches ont été répétées par Aronsohn et Sachs qui ont essayé de localiser le centre thermique à la partie antérieure du corps strié. M. Richet a montré que c'était bien la lésion de la superficie et non celle du centre qui produisait l'ascension de la température, en faisant des cautérisations de l'écorce cérébrale avec du phénol cristallisé. Il obtenait encore de cette facon des hyperthermies bien nettes, quoique un peu moins marquées.

De même, Langlois, en déposant à la surface des circonvolutions de la poudre de créatine, a noté des températures allant jusqu'à 44° et 45°.

Nous pouvons encore citer les recherches de Girard, de Genève, (1887) pour qui le plus accessible des centres thermiques encéphaliques est celui qui se trouve à la convexité médiane des corps striés et dans les parties sous-jacentes jusqu'à la base. La piqûre de ce point est suivie d'une hyperthermie se manifestant déjà trois ou quatre heures après l'opération et durant vingt-quatre à quarante-huit heures. Cette hyperthermie est, pour cet expérimentateur, un phénomène d'excitation et non pas de paralysie.

Nous savons maintenant qu'il existe dans le système nerveux de nombreux centres thermogènes. Mais que sont ces centres? Sont-ils, comme le pensent quelques auteurs, excitateurs de la calorification? Ce serait alors leur irritation par les substances thermogènes qui augmenterait la thermogenèse. Ou bien sont-ils, au contraire, des modérateurs, chargés de refréner cette calorification, les substances thermogènes étant alors les poisons paralysants de ces centres?

On ne le sait encore au juste, mais, dit M. le professeur Bouchard, « tout porte à admettre, avec Billroth, que les matières qui influencent la température animale agissent en mettant en jeu l'activité des centres modérateurs de la calorification ».

C. — A quoi servent les substances thermogènes?

Il est tout à fait logique de penser que des substances fabriquées sans cesse et en abondance, comme le sont ces principes thermogènes, par les différents organes à l'état sain, sont appelées à jouer un rôle utile dans l'économie; et leur influence sur la thermogénèse nous permet de leur attribuer, hypothétiquement d'ailleurs, une part dans la production de chaleur normale du corps.

A côté de ce rôle utile, si tant est qu'il existe, les substances thermogènes ont un effet fâcheux; accumulées dans l'organisme, elles peuvent, dans certaines conditions que nous verrons plus tard, produire des mouvements fébriles, parfois même intenses. Il est juste d'ajouter que, là encore, dans quelques cas du moins, leur action est très certainement avantageuse; car la fièvre donne ainsi un vigoureux coup de fouet à une nutrition dont le ralentissement est la cause de tout le mal.

D. — Que deviennent les substances thermogènes?

Les substances thermogènes, avons-nous dit, sont fabriquées dans les divers organes; elles sont prises par la circulation et vont influencer les centres thermiques du système nerveux. Enfin elles sont éliminées par les urines (1).

Pour prouver ce dernier point, nous n'avons qu'à revenir aux expériences de M. le Dr Roger, d'après lesquelles l'injection d'urine dans le système veineux du lapin produit des hyperthermies considérables.

D'où l'urine prend-elle ce pouvoir hyperthermisant, si ce n'est des produits de sécrétion et de dénutrition de tout l'organisme, qui sont amenés au rein par le sang?

De plus, cet auteur a montré que l'urine de la nuit recueillie de minuit au lendemain 8 heures du matin, après une journée de fatigue terminée à minuit, avait sensiblement plus d'action

(1) En partie, du moins, car il est admis aujourd'hui, que le foie en détruit aussi une certaine quantité.

sur la température; et cela, à cause de la plus grande quantité de substances thermogènes fabriquées par les muscles en travail pendant le jour, et éliminées par les urines de la nuit suivante M. le professeur Bouchard a depuis longtemps parlé de la phase hypothermique observée immédiatement après l'injection d'urine. Or nous avons vu que dans le foie, à côté d'une substance thermo-élévatrice, existait un autre principe hypothermisant dont s'emparaît l'alcool. D'autre part, lorsque l'on sépare les matières contenues dans l'urine solubles dans l'alcool de celles qui ne le sont pas, on voit (1) que les premières, injectées au lapin en solution aqueuse, produisent entre autres phénomènes une salivation qui dure trois quarts d'heure environ, et au moins égale à celle que cause le jaborandi. M. Bouchard a prouvé qu'on trouve également une substance sialogène dans les muscles, dans le foie.

Ainsi nous trouvons dans les urines ce que nous trouvons dans les organes, et il est, par suite, bien naturel d'admettre que les principes thermogènes, fabriqués par ces organes, s'en vont ainsi aux émonctoires.

Nous avons entrepris sur ce sujet quelques expériences dont nous allons rapporter ici les résultats.

38e *Expérience.*

Ayant enfermé deux lapins (série A) en bonne santé dans la cage spéciale, nous avons recueilli l'urine de vingt-quatre heures.

Nous en avons injecté 10 centimètres cubes à deux autres lapins (série B); le premier de ceux-ci avait une température de 39,6, en trois quarts d'heure le thermomètre s'était élevé à 40,9 dixièmes; deux heures et demie après l'injection, il était redescendu au degré initial; le deuxième animal voit sa température passer de 39,9 à 41° dans le même temps. Le maximum atteint, la chute se produit et deux heures et demie après l'opération, on note 40,3.

Nous remettons les 2 lapins de la série A dans la cage à urines après leur avoir fait ingérer à chacun de 1 gr. 50 à 2 grammes de bicarbonate de soude.

(1) Ch. Bouchard. *Loco citato.*

Nous recueillons encore leur urine de vingt-quatre heures, dont nous injectons encore 10 centimètres cubes à chacun des deux lapins de la série B. Le premier, de 40°, arrive en une demi-heure à 40,9; en une heure, il est à 41,1, il y reste un quart

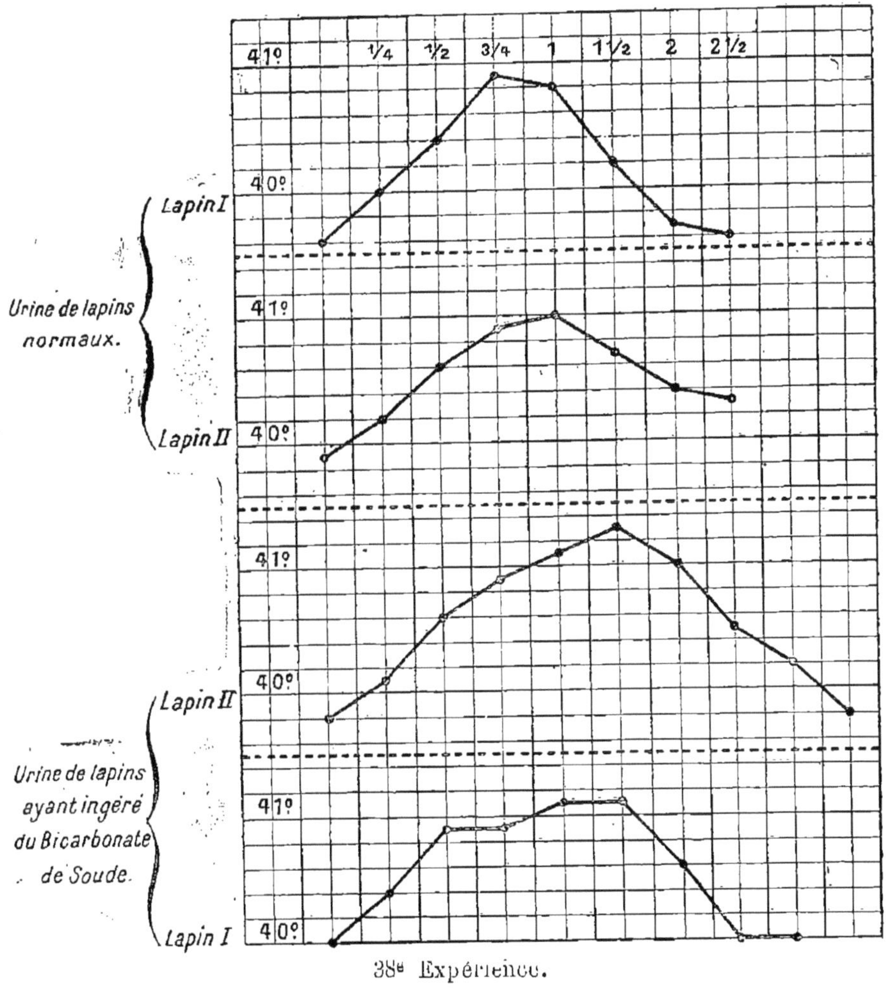

38e Expérience.

d'heure, puis la descente se produit. Chez l'autre animal, le thermomètre marque 39,8 au moment de l'injection ; il monte à 40,6 en trente minutes, à 41,3 dixièmes en une heure un quart; puis il baisse et regagne la température normale en deux heures et quart.

De la comparaison des deux parties de l'expérience, nous voyons résulter ceci, que, dans les deux dernières courbes thermiques, le premier lapin a une fièvre d'égale intensité (2 dixièmes seulement en moins) mais sensiblement plus longue que la fois précédente (au faîte du tracé, existe un plateau qui ne se voit pas dans le tableau de la veille), tandis que le deuxième sujet nous offre une poussée fébrile plus intense (1,5 au lieu de 1,1) et également plus longue.

Bien qu'il s'agisse ici de différences assez minimes, il nous semble permis de penser que si la deuxième urine a produit une hyperthermie plus longue dans un cas, plus longue et plus forte dans l'autre, elle le doit à la plus grande quantité de substance thermogène sécrétée par le foie sous l'influence du bicarbonate de soude, chez les lapins de la série A.

Ainsi donc, les substances thermogènes, après avoir agi sur les centres nerveux thermiques, s'éliminent par les émonctoires.

Mais si, à la suite de conditions particulières que nous aurons à déterminer plus loin, les substances sont produites en proportion exagérée, ou bien si elles ne peuvent plus s'éliminer facilement et rapidement, il y a rétention de principes thermogènes dans l'économie et production d'un certain nombre de fièvres qui feront l'objet de la troisième partie de notre ouvrage, fièvres appelées à bon droit fièvres par auto-intoxication.

TROISIÈME PARTIE

FIÈVRES PAR AUTO-INTOXICATION.

CHAPITRE I

La fièvre par auto-intoxication existe-t-elle ?

Toutes les fièvres toxiques sont produites de la même façon ; c'est un poison qui s'en va impressionner les centres thermiques du système nerveux. Mais, si le mécanisme est, dans tous les cas, identique, la nature du poison lui-même permet de reconnaître trois sortes de fièvres toxiques : 1° celles où la substance toxique a été introduite de l'extérieur dans l'organisme, l'empoisonnement par la caféine, par exemple; 2° celles où le toxique, bien que fabriqué dans l'organisme même, n'est pas non plus produit par l'organisme, mais bien par des parasites particuliers, les microbes ; fièvres dites infectieuses; 3° les pyrexies, enfin, où la matière toxique thermogène est faite exclusivement par les cellules des différents organes du corps, muscles, viscères, etc. (1).

Laissant de côté, à dessein, les deux premiers groupes d'affections, nous allons nous occuper spécialement du dernier, auquel nous réservons, de par la pathogénie, le nom de fièvres par auto-intoxication.

Et tout d'abord, cette fièvre, appelée encore aseptique ou amicrobienne, existe-t-elle ? Bien qu'elle ait été niée par beaucoup d'auteurs, nous ferons voir qu'il est parfaitement légitime

(1) Les cellules de nos tissus, dit Henrijean (*Rev. de Méd.*, 1889) ne sont rien d'autres que des microbes, les analogies avec ces derniers sont fort nombreuses. Comme eux, dans certaines conditions elles peuvent secréter des substances thermogènes. »

de la considérer comme réelle. L'historique de cette question a été assez complétement retracé dans une thèse de Lyon (H. Montalti. *Etude sur la fièvre aseptique consécutive à l'oblitération vasculaire*, 1891). Nous allons faire quelques emprunts à cet ouvrage.

Jadis la fièvre traumatique, survenant à la suite d'un traumatisme ou d'une opération, était attribuée toujours à l'infection. Mais, après la généralisation du pansement de Lister, malgré l'antisepsie la plus rigoureuse, la fièvre ne disparaît pas, contre l'attente; elle ne fait que devenir plus rare. Certains chirurgiens, et parmi eux, Volkmann, en font une fièvre particulière, aseptique, analogue à celle qui succède aux traumatismes sous-cutanés, à certaines fractures par exemple, pour lesquelles on ne peut accuser l'action nocive de l'air ou une infection quelconque.

On a essayé a plusieurs reprises de donner des explications de ce mouvement fébrile et bien des opinions contradictoires ont été émises. Pour Sonnenbürg et Küster c'est une hyperthermie toxique due à l'acide phénique. Nous avous vu, au contraire, que cet antiseptique produit de l'hypothermie, parfois considérable (Brun). De même l'iodoforme, le sublimé ont été accusés à leur tour. Ce que l'on peut dire, c'est que si, dans certains cas, les antiseptiques, comme l'iodoforme, accumulés à de très grandes doses, ont produit des fièvres, la fièvre aseptique, elle, débute aussitôt, et bien avant que la quantité de substance absorbée soit assez forte.

La chloroformisation a aussi été incriminée ; mais, bien loin d'être thermogène, elle amène à un abaissement de température.

Pour Weber, Bergmann, Verneuil, ce ne serait qu'un degré de la fièvre septicémique; une faute contre l'antisepsie, de la part de l'opérateur ou de ses aides, en serait la cause. Cela est possible dans certains cas, mais non dans tous. Il existe des observations de plaies traitées avec l'antisepsie la plus sévère et accompagnées néanmoins d'hyperthermie. De plus, dans les plaies de cautérisation où la surface est isolée en quelque sorte de l'air extérieur par l'eschare, il est difficile d'admettre la possibilité de l'infection, tant que cette protection existe, et pourtant, des températures, parfois très élevées, ont, dans ces

›nditions, été observées (1). Enfin la fièvre s'est encore montrée ; fréquemment, dans les traumatismes sous-cutanés, sans la ıoindre plaie, ni excoriation des téguments, ce qui réduit à éant la théorie, énoncée plus haut, faisant de la fièvre dite septique un très léger degré de fièvre septicémique.

La fièvre dans les fractures, étudiée dans une thèse de aris (2) est loin d'être rare, puisqu'on la rencontre en moyenne ans 80 0/0 de fractures sous-cutanées. Plusieurs explications en nt été proposées ; nous allons en passer en revue quelques-unes. 'our Claude Bernard c'est une excitation de nerfs centripètes, t il le démontre expérimentalement en enfonçant un clou dans e sabot d'un cheval, opération qui s'accompagnait d'hyper-ıermie. Il est vrai que Brener et Chronbach, étudiant la même uestion, arrivent à des résultats opposés. Verneuil et Maunoury 1886) pensent qu'il s'agit toujours là soit du rappel d'une affec-ion fébrile antérieure, soit de la coïncidence d'une maladie ébrile, survenant en même temps que le traumatisme ; en réa-ité, cela peut être vrai, mais bien rare.

Famechon donne comme cause de cette ascension thermique a simple exagération des phénomènes nutritifs, l'accroisse-nent de travail physiologique nécessaire pour subvenir aux rais de la formation du cal. Demisch, abondant dans ce sens, joute que la consolidation est plus rapide dans les fractures vec fièvre, opinion réfutée par D. Mollière.

D'après une théorie allemande, l'élévation de la température st due à la résorption de substances provenant du foyer même le la fracture, et Billroth attribue un rôle pyrétogène à la leu-ine, élément normal de la lymphe. Il nous faut aussi parler de a théorie du fibrin-ferment, découvert par Schmidt, que nous vons eu déjà l'occasion de signaler, à propos de la température près la transfusion. Mentionnons encore, d'après Billroth et Viniwarter, l'histozyme, corps isolé par Schmiedeberg, qui contribuerait à produire l'hyperthermie.

En somme, cette résorption de l'épanchement sanguin a cer-ainement de l'influence sur la température, mais n'est pas la

(1) Lucas-Championnière. Thèse d'agrégation, 1872.

(2) Famechon. Thèse de Paris 1876.

cause unique de la fièvre, car Demisch et Hertzberg ont vu des cas où la fièvre existait sans épanchement de sang. Volkmann, qui n'admet pas le pouvoir pyrétogène du fibrin-ferment, croit que la fièvre est produite par la résorption des détritus d'éléments anatomiques dont la vitalité a été abolie ou compromise par le traumatisme. Puis enfin deux cas de gangrène aseptique suggèrent à Gangolphe, qui les a observés, l'idée que le traumatisme amène, comme la thrombose et l'embolie, des troubles de nutrition des éléments cellulaires qui, sous cette influence, sécrètent des substances thermogènes dont la résorption produit l'hyperthermie. Ainsi se trouverait expliquée l'élévation thermique dans des affections où la présence d'aucun microbe ne peut être décelée, et où l'organisme doit, semble-t-il, être mis seul en cause. Il y a, dans ces cas, accumulation des déchets cellulaires qui n'ont pas eu le temps de s'éliminer, il y a auto-intoxication par rétention des produits de désassimilation qui, entraînés par la circulation, vont produire la fièvre. C'est ainsi que dans la goutte, il y a fièvre par auto-intoxication ; dans la chlorose, il y a fièvre par auto-intoxication, de même dans la maladie de Graves, etc.

L'urémie, qui est le type de la maladie par rétention des produits de désassimilation, s'accompagne le plus souvent d'hypothermie et semblerait contredire ce que nous venons d'énoncer. Mais des observations ont été publiées d'urémie fébrile. On peut donc en conclure que, dans cette affection aussi, les cellules de l'organisme sécrètent des substances thermogènes. Si ces substances sont en quantité suffisante, on constate la fièvre ; sinon, les autres principes excrémentitiels auront la prépondérance et l'on aura l'hypothermie habituelle de l'urémie.

L'étude des deux cas de gangrène aseptique fébrile de Gangolphe nous fournit donc l'explication de cette fièvre ; mais, de plus, elle nous renseigne sur la marche de la température. Pourquoi, en effet, constate-t-on la diminution progressive de la température à mesure qu'avance la mortification des tissus ? Pourquoi la disparition totale de la fièvre coïncide-t-elle avec la mortification complète ? Certes, les cellules altérées ne peuvent être ici mises en cause ; car, leur nombre augmentant sans cesse, on devrait voir survenir une fièvre de plus en plus intense. Si nous admettons que les éléments cellulaires déviés de leur fonctionnement physiologique par les troubles nutritifs sécrètent des produits solubles qui, entraînés par le courant circulatoire, vont exciter les centres thermiques du système nerveux, nous pouvons comprendre pourquoi la fièvre s'est maintenue tant que les cellules ont été vivantes bien que malades, tant qu'elles ont été capables d'un travail quelconque, même pathologique; puis, par le fait de la mortification, le nombre des cellules anéanties s'accroissant, la quantité de matière pyrétogène sécrétée a diminué, la température a baissé; quand le membre a été complètement momifié, plus de sécrétion et pas de fièvre.

Courmont, s'associant aux recherches de Gangolphe sur ce sujet, entreprit des expériences pour la démonstration de ce fait. S'inspirant d'une expérience antérieure de Chauveau qui, par l'opération du bistournage, avait établi chez les béliers l'existence d'une gangrène septique microbienne et d'une gangrène aseptique, nécrobiotique, sans infection, Courmont fait une ligature en masse du cordon et de ses enveloppes, et amène ainsi un arrêt de la circulation dans les bourses, tout en gardant la faculté de pouvoir la rétablir partiellement, selon les besoins de l'expérimentation. Voici les conclusions auxquelles il est parvenu : le fait de poser une ligature sur les deux cordons testiculaires et de transformer ainsi les bourses en une masse vouée à la nécrobiose n'élève pas sensiblement la température centrale du bélier en expérience. Cela se comprend aisément dans l'hypothèse qui attribue l'élévation de température à la résorption des produits solubles fabriqués au niveau de la région nécrobiosée. La circulation de retour ne pouvant se faire, la résorption est impossible. La légère élévation constatée est due à la résorption des produits formés au niveau même du point ligaturé, qui, seuls, peuvent passer dans la circulation générale.

Si l'on enlève la ligature, lorsque l'on a soin de ne pas attendre trop longtemps, il y a une hyperthermie considérable qui provient sans doute de la résorption des produits sécrétés accumulés qui sont entraînés par la circulation des petits îlots où cette fonction s'est rétablie. La résorption de ces territoires tant faite, la température devient normale.

On sait, d'ailleurs, aujourd'hui, qu'entre un microbe et une cellule de notre corps, il y a de telles ressemblances que l'on peut affirmer l'analogie d'existence. Le microbe est une cellule; nous, nous sommes des cellules.

Cette analogie est prouvée par plusieurs faits, dont voici les principaux : 1° cellule microbienne et cellule du corps ont le même mode de vie; ils vivent de nos plasmas, de nos humeurs; 2° microbe et cellule de nos tissus peuvent produire les mêmes symptômes; c'est, en effet, ce que nous voyons (1) dans deux affections en apparence bien dissemblables, et où beaucoup de signes sont communs, nous voulons parler de la fièvre typhoïde et de l'urémie; en effet, dans un cas comme dans l'autre, on peut observer de l'entérite avec diarrhée, des bronchites, des troubles cardiaques, des troubles rénaux, des troubles cérébraux, coma, stupeur, délire, de la fièvre, etc.; symptômes produits dans la fièvre typhoïde par les sécrétions du bacille d'Eberth, dans l'urémie, par les sécrétions de nos cellules; 3° action identique de certaines substances chimiques, les antiseptiques, par exemple, sur les cellules des organes et sur les microbes; c'est ainsi que le mercure, qui détruit le microbe de la syphilis, altère également les cellules du foie, du rein... Pourquoi donc, des êtres vivants de même nature ne produiraient-ils pas les mêmes principes et, parmi eux, les substances thermogènes? Les microbes, nous l'avons déjà vu antérieurement, sécrètent des substances capables d'élever la température, on ne peut vraiment pas refuser le même pouvoir aux cellules de nos tissus.

Donc, la fièvre aseptique existe, nettement démontrée, et produite par la sécrétion de cellules qui souffrent de par le fait de troubles nutritifs variés, et le nom de fièvre par auto-intoxication lui convient absolument.

Nous allons, maintenant, l'étudier dans plusieurs affections où elle est, sinon constante, du moins assez fréquente pour constituer un symptôme fort important.

(1) Charrin. Cours à la Faculté de médecine, 1893.

CHAPITRE II

Affections où l'on rencontre la fièvre par auto-intoxication.

A. — Fièvre goutteuse.

La fièvre goutteuse est peut-être le plus bel exemple de fièvre par auto-intoxication. Elle a été diversement appréciée et plus ou moins connue par les différents auteurs. Garrod admettait que l'intensité du mouvement fébrile, en tant que fréquence et forme du pouls, accroissement de chaleur cutanée, etc., était absolument proportionnée à l'étendue et à la violence de l'inflammation locale ; en somme, il en faisait une fièvre symptomatique.

Trousseau passe sur ce phénomène sans y insister ; Wunderlich, Liebermeister n'en parlent même pas.

L'ouvrage sur la température humaine, de Paul Lorrain, publié par les soins de M. Brouardel, n'en fait pas non plus mention.

Dès 1867, M. le professeur Bouchard l'observe, il la décrit dans son cours de l'année 1879 et il en publie un tableau précis dans son livre sur les *Maladies par ralentissement de la nutrition.* Cette année encore, dans ses *Leçons sur la fièvre et les maladies fébriles*, il s'en est occupé assez longuement, voyant combien la marche et les formes en étaient peu connues. Ajoutons que, dans une thèse, faite sous son inspiration par le Dr Pouzet (1), nous trouvons rapportées les observations cliniques de deux malades suivis à l'hospice de Bicêtre.

Nous devons tout d'abord faire une division importante, au point de vue de la température fébrile dans la goutte, selon que les malades ont des accès aigus ou souffrent de la goutte chronique.

(1) Pouzet. Thèse de Paris, 1878.

Accès aigu de goutte.

La fièvre, dans l'accès aigu de goutte, est cyclique, et, certes, bien mieux caractérisée et plus typique que la fièvre du rhumatisme.

L'accès de goutte va survenir.

La face est d'abord rouge, congestionnée, vultueuse pendant les premiers jours ; elle devient ensuite pâle et terreuse.

La céphalée frontale est constante ou presque ; le caractère change, devient irritable, puis l'accès éclate, phénomènes articulaires et symptômes généraux; parmi ces derniers, la fièvre.

Nous allons négliger, à dessein, les autres manifestations morbides, pour étudier spécialement cette fièvre goutteuse.

La température monte rapidement, dès le premier jour, à 38,5 ou 39° ; si l'accès est violent, le lendemain matin, au lieu de descendre à la normale, elle reste élevée, mais moins que la veille au soir, il y a donc une rémission matinale, d'environ 1/2 degré. Ce jour-là, au soir, le niveau atteint dépasse celui de la veille. En général, on observe entre les maximas des soirs consécutifs une différence de 0,5, à peu près ; entre les températures du matin, également 1/2 degré. Du soir au matin, le thermomètre indique une descente de 0,5, et, du matin au soir, il y a 1 degré d'élévation. De sorte que la température monte ainsi en lignes brisées et atteint son fastigium, le cinquième ou sixième jour, 39°, 40°, 40,5, 41° même. Puis, sans rester stationnaire, elle redescend par lignes brisées à peu près égales à celles de l'ascension, jusqu'à la normale, qu'elle atteint le onzième, douzième ou treizième jour. Et tout est terminé, à moins, pourtant, ce qui se voit quelquefois, que, l'accès n'étant pas absolument fini, après une accalmie plus ou moins longue, on ne voie survenir une nouvelle poussée fébrile. Mais, dans ce cas, la température monte moins haut et demeure moins longtemps élevée que dans l'accès initial.

En somme, élévation rapide et ascension graduelle de la température jusqu'au cinquième ou sixième jour, avec des rémissions matinales importantes; puis, défervescence s'opérant dans les mêmes conditions et dans le même temps environ que la montée. Mais cela ne s'observe ainsi que dans les gouttes encore jeunes, à accès rares et très séparés. En effet, à mesure que les accès se succèdent, à mesure que la goutte tend à revêtir la forme chronique à grandes oscillations que nous verrons tout à l'heure, les élévations de température, sur une courbe thermique longuement poursuivie, sont indiquées d'une façon beaucoup moins franche, se confondant presque, parfois, avec l'état fébrile vespéral habituel.

Outre cette hyperthermie bien nette, on trouve signalés, comme autres symptômes de la fièvre goutteuse, le mal de tête, tenace depuis le début de l'accès, siégeant à la région frontale ; l'agitation, qui peut devenir du délire, surtout la nuit ; des hallucinations ; la langue saburrale, sèche, d'une couleur jaunâtre ou verdâtre; la soif vive, l'anorexie, la constipation.

Les urines, en quantité normale le plus souvent, laissent déposer des sédiments d'urates ou d'acide urique abondants ; elles contiennent parfois un léger degré d'albumine, liée, non à une néphrite, mais à la fièvre elle même. La peau est sèche, tout au moins au début ; car, souvent, après les trois premiers jours, on voit apparaître des sueurs, surtout nocturnes, mais bien moins abondantes que celles du rhumatisme.

Pour le professeur Bouchard, la température, dans les accès de goutte, n'est nullement en rapport avec le pouls ; celui-ci ne dépasse presque jamais 80 ou 100 pulsations par minute, alors même que le thermomètre marque les chiffres élevés de 40°, 40,5. Il n'y a pas non plus de relation entre le degré de l'hyperthermie et le nombre et la violence des fluxions, ou l'intensité de la douleur. On peut, en effet, voir les fluxions articulaires diminuer, quitter les jointures, cesser complètement, et l'élévation thermique persister néanmoins, atteindre 39° le matin et le soir 40°. D'ailleurs, le salicylate de soude, qui calme la douleur et peut quelquefois atténuer et même faire disparaître les fluxions, n'a aucune action sur la fièvre elle-même, tandis que la quinine, qui fait tomber la température de 1° à 1,5, ne modifie en rien les fluxions, au point de vue de la douleur, de la rougeur et du gonflement. Dans certains cas, aussi, où une seule jointure était prise, on a noté des températures de 40° et plus ; et parfois, au contraire, un malade souffrant de plusieurs articulations, à la fois, n a qu'un mouvement fébrile très léger.

Goutte chronique.

La goutte chronique est caractérisée par la permanence d'un accès ou par la succession indéfinie d'accès subintrants ; rien, ici, n'est plus aigu, les fluxions articulaires sont modérées, la douleur est sourde, avec des rémissions, le gonflement est minime ; et la température ne présente plus ces poussées rapides et considérables que nous venons d'étudier ; parfois la fièvre manque absolument ; le plus souvent, il y a une légère ascension chaque soir, 38°, 38,5, et le matin, la température est tout à fait normale ; dans ces cas, la courbe thermique représente une série infinie d'oscillations d'environ 1° et en général très régulières, avec, pourtant, quelques faibles et courtes exacerbations, correspondant à des accès subaigus ou aigus, greffés sur l'état chronique.

Cette fièvre goutteuse existe : que faut-il en faire ? Doit-on s'efforcer de la juguler ? La réponse nous est donnée par M. Bouchard. On doit la respecter, parce qu'elle joue un rôle utile, en éliminant et en détruisant l'acide urique. Elle l'élimine par les urines, elle le détruit dans le sang et dans les tissus enflammés. La preuve, c'est que les urines des premiers jours renferment une quantité exagérée d'acide urique ; c'est que le sang, qui contenait dans les premiers jours aussi un excès de cet acide, n'en contient plus d'une façon appréciable après l'accès ; c'est encore que, pendant l'accès, la sérosité d'un vésicatoire appliqué loin d'une jointure malade donne des cristaux d'acide urique, tandis que la sérosité d'un vésicatoire appliqué sur une articulation fluxionnée n'en contient pas. Donc l'accès, tant par la fièvre que par l'inflammation locale, active la destruction de l'acide urique. Une autre preuve de ce rôle bienfaisant de l'accès de goutte nous est donnée par l'état du goutteux lui-même. Avant l'accès, le sujet n'est pas, à proprement parler, malade, mais il est dans un état de malaise général, il s'intoxique, il prépare son accès ; il est, comme l'a dit excellemment M. Bouchard, dans l'antichambre de la maladie. Après l'accès, tout est calmé, et il éprouve un bien-être inconnu, dont il était bien loin de jouir auparavant ; l'intégrité de sa santé lui est rendue pour un temps plus ou moins long, et ce résultat est dû à l'activité inaccoutumée que l'état fébrile imprime à des mutations nutritives habituellement ralenties.

La conduite à tenir en découle donc tout naturellement : ne pas supprimer la fièvre (résultat qui serait maladroitement obtenu par des doses violentes de colchique), mais, si le besoin s'en fait sentir, seulement, la modérer, et cela grâce à la quinine qui abaisse la température de 1° à 1,5, sans toucher aux fluxions articulaires. Celles-ci sont, au contraire, atténuées, comme intensité du gonflement et de la douleur, par le salicylate de soude.

Pouvons-nous savoir quel est le poison capable dans ces cas de causer l'accès de goutte, et de provoquer la fièvre ? De ce que nous avons vu précédemment, il résulte clairement que la seule matière à incriminer est l'acide urique, en nature ou à l'état d'urates. Rappelons, pour mémoire, une de nos expériences dans laquelle nous avons vu l'injection intra-veineuse d'urate de soude chez le lapin produire une hyperthermie très notable de 39,9 à 41,1.

Observation I (personnelle).

Recueillie dans le service de M. le professeur Bouchard, à la Charité.

Le nommé M..., (Louis), âgé de 46 ans, ayant exercé la profession de valet de chambre, dans plusieurs familles royales, où, nous a-t-il dit, il a toujours été supérieurement traité comme aliments et boissons ; ses fonctions consistaient, en général, à ne rien faire, à se traîner simplement sur des banquettes toute la journée; donc, aucune activité.

Dans ses antécédents héréditaires, nous relevons la mort de son père, après une attaque d'hémiplégie, et celle d'un frère, succombant à une affection du cœur consécutive à du rhumatisme articulaire aigu. Sa mère mourut de pneumonie.

Comme antécédents personnels, il nous signale la fièvre scarlatine à l'âge de 7 ans ; un an après, environ, la fièvre typhoïde.

Jusqu'en 1880, à peu près, M... a joui d'une assez bonne santé mais, grâce à ses habitudes sédentaires et à la bonne chère, il se voit engraisser de plus en plus, surtout depuis 1882.

Un certain degré d'éthylisme se manifeste aussi par des pituites, des rêves de la profession, des cauchemars terribles, un très léger tremblement et des névrites, surtout dans le membre inférieur gauche, apparues en 1887 et soignées par un changement rationnel d'alimentation et des bains sulfureux.

C'est, d'ailleurs, pour cette douleur accompagnée de paralysie des muscles antérieurs de la jambe gauche, que le malade se présente à l'hôpital où il est admis le 7 août 1893, à la salle Corvisart.

Il a eu sa première attaque de goutte, en 1880, dans le courant de l'été, et, jusqu'en 1887, les attaques sont revenues tous les ans, sensiblement à la même époque. Puis il profite d'une assez longue accalmie, et, en 1892 éclate la huitième attaque. Dans cette dernière, comme dans les précédentes, la douleur et le gonflement ont toujours débuté par le gros orteil du pied gauche ; quelquefois, ils y restaient cantonnés, mais, d'autres fois, surtout dans les dernières crises, ils s'étendaient jusqu'au genou gauche.

Depuis 1880, le malade a également constaté fréquemment la présence de gravier dans ses urines, et a souvent souffert de douleurs dans la région des reins.

Les urines, examinées à l'entrée de M..., à l'hôpital, ont été trouvées limpides ; elles ne contenaient ni sucre, ni albumine.

Rien à noter du côté de l'appareil respiratoire, rien non plus au cœur. L'appareil digestif est en bon état, le foie ne dépasse pas le rebord costal ; constipation habituelle.

Pas de fièvre.

Le 25 août, le malade éprouve un certain malaise qui est, pour lui, l'indice d'une attaque de goutte ; et il souffre dans le genou droit qui est trèz rouge et très gonflé. Temp. rect., le soir, 38,5.

Le 26 août. Temp. rect., matin, 38,1 ; soir, 38,7.

Le 27 août. Temp. rect., matin, 38,4 ; soir, 38,9 ; le genou gauche se prend légèrement aussi.

Le 28 août, l'état s'améliore, la fièvre tombe peu à peu. Temp. rect., matin, 37,6 ; soir 38°.

Comme traitement, le malade a pris du vin de colchique et de l'iodure de potassium, à la dose de 1 gramme.

A la suite, rien de nouveau, température normale, au voisinage de 37°, lorsque, le 17 septembre, le malade se sent encore fort mal à l'aise, en même temps que son genou gauche redevient le siège d'un gonflement intense et très douloureux. Le thermomètre marque, le soir, 39,1. Mais l'accès est assez court ; et, dès le lendemain, la fièvre tend à tomber.

Le 18 septembre. Temp. rect., 38,1, le matin, 38,4, le soir.

Le 19. Temp. rect., matin, 38° ; soir 38,2.

Le 20, au matin. Temp., rect., 37,2.

Depuis cette époque, rien de particulier dans l'état de M...

Voici le tableau des températures de ce malade.

A l'entrée à l'hôpital.

Dates.	Matin.	Soir.	Dates.	Matin.	Soir.
7 août..........	»	37,2	9 août..........	36,9	37,2
8 »	37,1	37,1	10 »	36,9	37,1

Premier accès.

Dates.	Matin.	Soir.	Dates.	Matin.	Soir.
25 août..........	»	38,5	29 août..........	37,2	37,5
26 »	38,1	38,7	30 »	37	37,2
27 »	38,4	38,9	31 »	37,1	37,2
28 »	37,6	38	1 septembre.....	36,9	

Deuxième accès.

Dates.	Matin.	Soir.	Dates.	Matin.	Soir.
17 septembre.....	»	39,1	20 —	37,2	37,4
18 »	38,1	38,4	21 —	37,1	37,1
19 »	38	38,2	22 —	37,1	

OBSERVATION II (résumée).
Communiquée par M. le professeur Bouchard.

Goutte saturnine. Le nommé M... (Paul), âgé de 42 ans, peintre en bâtiment, traité à l'hôpital Lariboisière, salle Saint-Landry, n° 25.

Le malade entre dans le service de M. Bouchard au 5e jour d'une attaque de goutte aiguë ; le 12e jour, la fièvre a complètement disparu. Voici, d'ailleurs, le tableau des températures rectales, prises matin et soir.

Dates.	Matin.	Soir.	Dates.	Matin.	Soir.
19 février 1885....	»	40	26 février.........	37,4	36,9
20 —	39,1	39,5	27 —	37,9	37,6
21 —	39,4	39,6	28 —	37,7	37,7
22 —	39,2	39,8	1 mars..........	37,7	37,5
23 —	38,8	40	2 —	37,5	37,7
24 —	38,4	39,8	3 —	37,4	37,6
25 —	38	38,3	4 —	37,4	37,5

Jusqu'au 18 mars, époque du départ du malade pour Vincennes, la température fait de petites oscillations qui n'atteignent jamais 38°.

OBSERVATION III (résumée).

Communiquée par M. le professeur Bouchard.

Le malade X... entre à l'hôpital Lariboisière, service de M. Bouchard, salle Saint-Landry, n° 26, le 23 janvier 1885, au 2e jour d'une attaque de goutte articulaire aiguë. Le 13e jour la fièvre a cessé, et la température retombe à peu près à la normale le 3 février. Jusqu'au 28 du même mois, elle reste entre 37° et 38°, à part une ou deux poussées fébrile de cause inconnue.

Le 26 février, nouvelle attaque de goutte, et deux jours après le thermomètre indique une élévation thermique importante : cet accès dure environ une dizaine de jours, et est suivi d'une assez longue période pendant laquelle la température demeure sensiblement normale.

Dates.	Matin.	Soir.	Dates.	Matin.	Soir.
23 janvier 1885 ...	»	39,2	1 février.........	37,6	38,4
24 —	38,4	38,7	2 —	38	38
25 —	38,2	39,5	3 —	37,3	37,9
26 —	38,8	40	4 —	37,7	37,9
27 —	39,5	40,4	5 —	37,4	37,9
28 —	39,1	39,5	6 —	37,3	37,4
29 —	39,2	39,4	7 —	37,7	37,6
30 —	39	39,3	8 —	37,5	37,7
1 —	38,5	39,3	9 —	37,5	
. . . . .	. . .	. . .	. . . . .	. . .	. . .
26 février.........	37,4	37,3	6 mars	38	37,7
27 —	37,1	37,4	7 —	37,7	37,9
28 —	37,6	38,2	8 —	37,5	37,5
1 mars	38,5	39	9 —	37,8	37,9
2 —	38,4	39,5	10 —	37,4	37,8
3 —	38,5	39,6	11 —	37,4	37,5
4 —	38,6	39 3	12 —	37,6	37,9
5 —	38,1	38,7	13 —	37,7	37,4

Les températures sont et demeurent normales jusqu'au départ du malade, le 9 avril.

OBSERVATION IV (résumée).

Pouzet. Étude clinique sur deux cas de goutte observés à l'hospice de Bicêtre. Thèse de Paris, 1878.

Le nommé B... (Placide), 54 ans, représentant de commerce entre à l'hospice de Bicêtre, dans les salles de M. le Dr Bouchard, le 11 octobre 1877, pour douleur à la région épisgastrique.

Le 13 octobre, l'accès de goutte éclate.

Voici les températures rectales de ce malade (1).

Dates.	Tempér.	Dates,	Tempér.
15 octobre..............	39,2	25 octobre	37,2
16 —	38	26 —	37,3
17 —	38,2	27 —	37,5
18 —	37,8	28 —	»
19 —	37,8	29 —	38,2
20 —	»	30 —	39,8
21 —	»	31 —	38,4
22 —	37,2	1 novembre	37,5
23 —	37,2	Puis, les températures oscillent entre 36,5 et 37,3	
24 —	»		

(1) Dans cette observation, comme dans la suivante, la température n'a malheureusement été prise qu'une seule fois par jour.

Ainsi donc, le 15 octobre, deux ou trois jours après le début de l'accès la fièvre est à son apogée, elle diminue peu à peu, et le 10e jour, le thermomètre indique un chiffre normal, 37,2.

Mais quelques jours après, dès le 25 octobre, survient une autre crise, dans laquelle le maximum atteint est de 39,8.

OBSERVATION V (résumée).

Pouzet. Thèse de Paris, 1878.

Le nommé B... (Jean-Jacques), âgé de 37 ans, peintre en bâtiment, entre dans le service de M. Bouchard, à l'hospice de Bicêtre, le 20 octobre 1877.

Au moment de son arrivée, il est en plein accès fébrile, et, à peine la température a-t-elle gagné la normale, qu'un second accès éclate suivi d'un troisième, monis intense. On peut d'ailleurs constater facilement ces deux phases sur le tableau suivant :

Dates.	Tempér.	Dates.	Tempér.
20 octobre	39,2	5 novembre	38,2
21 —	»	6 —	37,8
22 —	38,4	7 —	37,3
23 —	37,6	8 —	37,1
24 —	37,6	9 —	37,1
25 —	37,4	10 —	37,1
26 —	37,4	. . . . . .	. . .
27 —	38,2	19 —	37,1
28 —	«	20 —	37,4
29 —	40	21 —	37,5
30 —	40	22 —	37,8
31 —	38,4	23 —	38,1
1 novembre	38,2	24 —	»
2 —	»	25 —	37
3 —	38,5	26 —	37,1
4 —	»		

OBSERVATION VI.

Communiquée par M. le professeur Bouchard.

Il s'agit ici d'un cas très intéressant de goutte chronique, poursuivi pendant quatre ans par M. Bouchard, années 1877, 1878, 1879, 1880. En parcourant le tableau suivant qui renferme les températures rectales de ce malade, on pourra se rendre compte que des poussées subaiguës font, pour ainsi dire, saillie sur l'état fébriculaire qui est devenu l'état normal du sujet.

Dates.	Matin.	Soir.	Dates.	Matin.	Soir
29 mars 1877	38,2	39,1	31 mars	37,6	38,4
30 —	38,2	38,8	1 avril	37,6	38,5

20 mai 1877	37,8	38,8
21 —	37,2	38,8
22 —	37,6	38,6
23 —	37,4	38,2
24 mai	37,2	»
25 —	37,2	»
26 —	37,1	»

30 avril 1878	37,4	38,1
1 mai	37,2	38,1
2 —	37,3	38,1
3 —	37,1	38
4 —	37,2	37,7
5 —	37	37,6
6 —	37,2	38,2
7 —	37,1	38,2
8 —	37	37,9
9 —	37	37,7
10 —	37,1	37,7
11 —	37,1	38
12 —	37,1	38,4
13 mai	37,1	38,2
14 —	37,1	38,1
15 —	37,2	37,8
16 —	37	38
17 —	37	38,2
18 —	36,8	37,7
19 —	37,1	37,9
20 —	37,2	38,1
21 —	37,3	38,4
22 —	37	38
23 —	37	38
24 —	37	37,9
25 —	36,7	»

16 février 1879	»	38,2
17 —	37,4	38,5
18 —	37,5	38,8
19 —	37.5	38,4
20 —	38,2	39,3
21 —	37,8	39
22 —	38	39
23 —	37,4	39
24 —	37,5	38,1
25 —	37,3	37,7
26 —	37,3	38
27 —	37,1	37,9
28 février	37	38
1 mars	36,9	38,3
2 —	36,9	37,9
3 —	36,7	38
4 —	36,8	37,9
5 —	36,9	37,9
6 —	36,9	37,9
7 —	37	38
8 —	37,1	38
9 —	37,1	37,5
10 —	36,7	»

Dates.	Matin.	Soir.
1 février 1880	37,1	38,8
2 —	38,5	39 3
3 —	38,6	39,8
4 —	38,4	39,7
5 —	38,3	39,9
6 —	39,8	39,4
7 —	38	39,2
8 —	37,7	38,9
9 —	38,1	38,7
10 —	37,7	38,7
11 —	37,7	38.7
12 —	37,5	38,5
13 —	37,4	38,3
14 —	37,3	37,4
15 —	37,4	38,4
16 —	37,5	38,5
17 —	37,4	38,5
18 —	37,4	38,5
19 —	37,4	38,4
20 février	37,4	38,3
21 —	37,2	38,7
22 —	37,6	38,5
23 —	37,4	38,5
24 —	37,5	38,5
25 —	37,4	38,5
26 —	37,4	38,5
27 —	37,5	38,3
28 —	37,2	37,9
29 —	36,9	37,8
1 mars	36,9	37,8
2 —	36,9	37,8
3 —	36,7	37.8
4 —	36,7	37,8
5 —	36,7	38,2
6 —	37,3	38,4
7 —	37,2	38,3
8 —	37,2	»

B. — Fièvre dans la chlorose.

La connaissance de l'élévation thermique dans la chlorose est de date relativement récente. Quelques mots d'historique ne nous semblent pas ici déplacés, vu l'importance du sujet.

Dans l'antiquité, Hippocrate, Galien, ne parlent pas de cette affection, qui reste ignorée encore au moyen âge. Ce n'est guère qu'au XVIIe siècle que Hoffmann, puis Jean Varandal s'en occupent l'un et l'autre. Ce dernier crée le mot de chlorose et donne de la maladie une description, demeurée classique jusqu'à ce siècle. Dans le dictionnaire en 60 volumes, Gardien (1813) constate la fièvre dans la chlorose, mais pense que « le mouvement fébrile est produit par l'état de débilité qu'occasionne le dérangement des digestions ». De même, les auteurs du Compendium de médecine disent que, lorsque la maladie fait des progrès, le pouls prend un caractère tout à fait fébrile; et ils décrivent une *chlorosis callida* en opposition avec une *chlorosis frigida*; il est très probable que la dénomination de *chlorosis callida* s'applique en réalité à la tuberculose au début : c'est du moins ce qui ressort de la fin de leur article.

Désormaux et Blache (Dictionnaire en 30 volumes) écrivent d'ailleurs : « Ces affections (tuberculeuses) sont accompagnées le plus souvent d'un état fébrile, qui n'existe pas dans la chlorose ».

Mais jusque vers cette époque, 1830, le thermomètre n'étant pas pris comme moyen de diagnostic médical, toutes les notions sur la chaleur et la fièvre n'ont pas la précision scientifique désirable, et restent dans le vague et l'indéterminé. Avec Andral et Bouillaud, l'emploi du thermomètre se généralise en médecine. En 1843, Andral, étudiant la chlorose, dit : « Je n'ai pas été peu surpris de voir cette température rester normale dans les cas mêmes où les globules avaient subi dans leur chiffre l'abaissement le plus considérable ».

En 1855, Rilliet publie, dans les *Archives de médecine*, un long mémoire sur une nouvelle forme de chlorose qu'il désigne sous le nom de chlorose fébrile aiguë, et là, malheureusement, il trace le tableau complet de la tuberculose pulmonaire à ses débuts.

Trois ans plus tard, en 1858, Bouillaud, dans une longue communication à l'Académie de médecine sur le nervosisme, dans le cadre duquel il fait entrer la chloroanémie, ne prononce nulle part les noms de fièvre ou d'élévation thermique. En 1867, P. Lorrain, tout comme Andral, s'étonne de voir la température ne pas descendre au-dessous de la normale chez les chlorotiques, résultat que devrait, d'après lui, entraîner la diminution d'activité des phénomènes nutritifs. De nombreuses recherches thermométriques faites dans l'aisselle, dans le vagin, dans le rectum, il conclut que tout est normal, et qu'il n'y a pas vraiment lieu de considérer jusqu'ici la chlorose comme une affection hypothermisante. Jamais, il n'aurait supposé qu'on notait souvent au contraire de la fièvre, malgré les observations qu'il rapporte et dans lesquelles le chiffre de 38° est assez fréquemment signalé.

En 1869, Immermann a toujours aussi trouvé la température normale chez les chlorotiques.

Dans son livre sur *La température dans les maladies*, 1872, Wunderlich ne donne aucune place à la chlorose.

De même, Roger n'a jamais trouvé la fièvre chlorotique malgré ses innombrables recherches sur la température dans les maladies des enfants.

Enfin voici qu'en 1876 (1) Lépine dit à propos de l'anémie pernicieuse « : Les chlorotiques, elles aussi, sont sujettes à de petits accès de fièvre. » Le phénomène est constaté, et signalé.

C'est court, mais c'est net et précis. D'ailleurs, Lépine n'y attache pas lui-même d'importance, croyant que c'est peut-être un phénomène isolé et anormal. En 1878, Potain enseignait que la température centrale dans la chlorose ne dépasse jamais le degré normal (2).

Jaccoud, dans les deux premières éditions de son Traité de pathologie interne (1871-1878) s'exprime ainsi : « Sauf les cas

(1) Lépine. *Union médicale*, 28 septembre 1876.

(2) Potain. *France médicale*, octobre 1888.

de complications accidentelles, il n'y a jamais de fièvre dans la chlorose. »

Humbert Mollière (*Lyon médical*, 1882) publie un premier mémoire intitulé : « *De l'élévation de la température centrale dans la chlorose* » et renfermant huit observations recueillies en six mois. Deux ans plus tard, en 1884, le même auteur fait paraître un second travail contenant de nouveaux faits confirmatifs.

Puis la notion de fièvre chlorotique se répand et est partout admise, Jaccoud la signale dans l'édition de 1883 de sa Pathologie, et en fait la description dans ses cliniques de la Pitié (1885). Dans son Manuel de pathologie interne, Dieulafoy s'exprime en ces termes : « La température des chlorotiques est tantôt normale et tantôt abaissée; dans quelques observations récentes, on a signalé une élévation thermique centrale, une véritable fièvre, febris alba. »

Une thèse sur ce sujet a été présentée en 1885, à la Faculté de Lyon par le docteur F. Leclerc, sous ce titre : *De l'existence fréquente de la fièvre chez les chlorotiques.* Ce travail repose sur l'étude de trente observations soigneusement choisies parmi beaucoup d'autres et dans lesquelles, à aucun moment, on n'a pu constater, comme cause de fièvre, la présence de bronchite ou d'autre affection thermo-élévatrice. Nous avons puisé dans cet ouvrage des renseignements précieux.

Dans le nouveau traité de médecine publié sous la direction des professeurs Charcot et Bouchard (1891), le Dr A. Gilbert dit que la température centrale est ou normale ou supérieure à la normale, mais jamais abaissée.

La marche de la fièvre dans la chlorose est en général assez irrégulière. Pourtant, de la comparaison de nombreux tracés de température de chlorotiques, il semble possible d'établir deux types de fièvre bien distincts :

1° Le type de beaucoup le plus commun, un état fébrile peu intense avec de légères oscillations qui ne dépassent pas 1 degré.

2° Un état fébrile avec des exacerbations dans lesquelles le thermomètre peut aller au-delà de 39° et s'élever jusqu'à 39,6, 39,8, et même plus.

Ordinairement, la température demeure aux environs de 38° et quelques dixièmes, entre 37,8 et 38,6, par exemple : dans certains cas, le matin, elle est absolument normale, dans d'autres cas, et surtout au début des observations, on voit les minimas du matin se maintenir sur la ligne de 38°, et parfois au-dessus d'elle.

Le plus souvent, le chiffre de 39° n'est pas atteint, à moins d'une affection intercurrente, même très légère, survenant dans le cours de la chlorose, telle qu'une indigestion, un coryza, un abcès dentaire. Une course fatigante, une émotion peuvent même suffire à provoquer des accés fébriles considérables, car, chez les chlorotiques, comme chez les convalescents et les enfants, l'équilibre thermique est très instable.

Ces crises fébriles ont été vues aussi en dehors de toute complication accidentelle, de toute émotion même faible, sous l'influence de causes ignorées. Somme toute, on le voit, la température est des plus capricieuses.

Un phénomène observé assez fréquemment et dans des conditions fort variables, c'est la fièvre le matin, avec minimum de température vespéral ; on le désigne sous le nom de fièvre à type inverse. Jaccoud, Mollière, F. Leclerc en ont cité des exemples. Ce dernier a noté le type inverse chez la moitié de ses malades, mais, tantôt l'inversion était permanente et durait aussi longtemps que la fièvre elle-même ; tantôt, dans le cours d'une fièvre ordinaire, on la remarquait seulement deux ou trois fois ; tantôt, les phases d'inversion se répétaient plus souvent, et semblaient même affecter le type intermittent. Le phénomène d'inversion de la température a d'ailleurs été aussi constaté deux fois sur 18 cas de chlorose non fébrile, par Clément (*Lyon médical* 1885). Cette fièvre de la chlorose ne s'accompagne généralement pas du cortège habituel des symptômes accessoires du processus fébrile ; il n'y a pas de modifications urinaires ; on a seulement vu presque toujours l'accélération du pouls.

La durée en est très variable ; elle peut aller de quelques jours à plusieurs mois ; Mollière a publié un cas de quarante-trois jours, et un autre de cinquante jours. La malade qui fait l'objet et le sujet de la clinique du professeur Jaccoud avait eu une fièvre consécutive de soixante jours. On peut dire que la température suit la marche de la maladie; quand, sous l'influence d'une thérapeutique efficace et d'une bonne hygiène, la chlorose s'améliore et arrive à la guérison, on voit alors la température s'abaisser progressivement, tendre vers la normale, et y demeurer cantonnée; mais, de même que l'amélioration, la descente est essentiellement traînante.

La fréquence de la fièvre chez les chlorotiques est très difficile à établir; le nombre des observations quoique considérable étant encore trop restreint pour que l'on puisse dresser une statistique de ce genre; ce travail serait d'abord fort délicat à effectuer, car il faudrait avoir soin de distinguer la chlorose vraie des pseudo-chloroses nombreuses qui passent trop souvent pour elle, telles que les anémies post-hémorrhagiques, les anémies cancéreuses, les anémies tuberculeuses, etc. Pour Mollière, la fièvre est fréquente, tandis qu'elle est rare pour Hayem qui ne l'a rencontrée que dans les chloroses les plus avancées, au quatrième degré (2 cas sur 71 observations). Ainsi donc les auteurs ne sont pas d'accord sur ce point.

Cette fièvre est-elle liée à la chlorose? Ou bien, est-elle tributaire d'un de ces nombreux états que Trousseau et plus tard Potain ont appelés fausses chloroses?

Est-ce l'état fébrile des hystériques? Evidemment non, puisque sur 30 observations publiées dans la thèse de Leclerc, pas une des malades n'a jamais été hystérique.

Ce n'est pas davantage la fièvre qui accompagne la croissance, car ces 30 malades étaient des jeunes filles ou des femmes ayant fini leur développement.

Potain, en 1878, faisait reposer le diagnostic différentiel entre la tuberculose au début simulant les pâles couleurs et la chlorose sur l'état de la température centrale, admettant que toute chlorose fébrile était un indice de tuberculose. Cette assertion a perdu de sa valeur, car on possède beaucoup d'observations de chloroses graves fébriles, où l'évidence des signes doit faire disparaître tous les doutes. Quoi qu'il en soit, il est parfois extrêmement difficile de décider entre la bacillose et les pâles couleurs; il est vrai que le microscope est venu ajouter un élément fort important de diagnostic, élément décisif dans bien des cas.

Dans la fièvre des chlorotiques, Leclerc a vu la quinine modifier, mais très légèrement, la forme du tracé : Jaccoud refuse cette action èfficace à la quinine. Pour lui, aucun agent antithermique n'est utile ; il traite seulement la chlorose elle-même, car la guérison de cette affection entraîne la fin de la fièvre. M. le professeur Bouchard a essayé sur les chlorotiques fébricitantes l'emploi des bains réfrigérants tels qu'ils sont administrés dans son service aux typhiques. Il a constaté qu'en général la fièvre résiste à la réfrigération ; on obtient un abaissement momentané de 0,5 environ, et encore ce résultat est-il assez peu constant. Quelques instants après le bain, la température quitte la normale où elle était descendue et remonte rapidement. Pourtant, dans quelques cas, où les bains ont été poursuivis pendant trois mois, au nombre de 2 et 3 par jour, la température a fini par s'abaisser d'une façon durable.

Il nous reste maintenant à étudier l'un des points les plus intéressants de cette question de la fièvre chez les chlorotiques, nous voulons parler de la pathogénie, qui a été appréciée de façons bien diverses par les auteurs.

La chlorose est-elle une maladie infectieuse comme on l'a quelquefois avancé? Cela est loin d'être prouvé.

Une théorie de A. Clarke, qui contient certainement une part de vérité, mais qui a le tort d'être exclusive, veut que la chlorose, s'accompagnant toujours de constipation et de rétention des matières fécales dans le côlon, il se fasse ainsi une infection du sang par les produits de décomposition des fèces.

Dans deux cliniques publiées par la *Semaine médicale*, 1887, M. le Dr Duclos, professeur à l'Ecole de médecine de Tours, revendique la priorité de ces idées. Cette théorie est vraie dans une certaine mesure ; beaucoup de chlorotiques sont constipées. Mais, à côté de ces cas, nombre de personnes souffrent de constipation opiniâtre sans avoir de chlorose ni de fièvre, et il y a aussi des chlorotiques qui ont des selles régulières.

M. Jaccoud a voulu expliquer ainsi la nature de la chlorose et de la fièvre qui l'accompagne si fréquemment : « Dans la chlorose pure, sans complications, il n'y a qu'oligocythémie. Quel est donc le rapport entre l'aglobulie et la fièvre?

Les effets immédiats de l'oligocythémie chlorotique sont au

nombre de 2 : 1° diminution du fer contenu dans le sang ; cet élément est pour nous sans valeur, car rien n'autorise à penser que la diminution du fer puisse être pyrétogène ; une telle affirmation serait une pure hypothèse. Le second effet qui est également proportionnel à l'abaissement du chiffre des globules est la diminution de l'oxygène dans le sang. Ceci est autre chose, et je crois, pour ma part, que là est la solution du problème.

Il y a bien des années, les expériences de Rosenthal, vérifiées par bon nombre d'observateurs, ont établi que la diminution de l'oxygène du sang est un excitant des centres respirateurs du bulbe... Appuyé sur ces données positives, je ne crois pas que ce serait pousser trop loin l'anologie que d'admettre une action similaire de l'anoxemie sur les foyers calorifiques. Les travaux de Schiff, de Brown-Séquard, de Cl. Bernard, de Tschechichin ont établi que ces foyers sont échelonnés dans toute la hauteur de l'axe cérébro-spinal, à savoir : dans la moelle, le bulbe, la protubérance et les pédoncules cérébraux ; quelques physiologistes admettent en outre des foyers semblables dans certaines régions de l'écorce hémisphérique. Quoi qu'il en soit de ce détail, ces foyers ont pour fonction de régler la production de chaleur organique, comme les centres respirateurs règlent la fréquence et l'amplitude de la respiration. Les choses étant ainsi, je pense que l'anoxemie excite les centres calorifiques comme elle excite les centres respirateurs, et qu'elle produit l'élévation de température. »

Cette hypothèse, car ce n'est là encore qu'une hypothèse, peut soulever plusieurs objections qui se réduisent à ces deux propositions : 1° l'anoxemie dans beaucoup de circonstances où elle se rencontre, et même plus accentuée que dans la chlorose, loin de produire de l'hyperthermie, abaisse plutôt la température : 2° les inhalations d'oxygène, et la superoxygénation du sang qu'elles produisent, tendent à amener chez l'homme une légère ascension thermique. Ce dernier point a été mis en lumière par le Dr H. Aune (1), qui a rapporté dans sa thèse des expériences faites sur lui-même. Voici le résumé de ces re-

(1) H. Aune. Effets physiologiques des inhalations d'oxygène. Thèse de Paris, 1880.

cherches pour ce qui concerne seulement l'influence de l'oxygène sur la température.

Pendant une première semaine, pas d'inhalations d'oxygène; les températures prises chaque jour trois fois, à 7 heures du matin, à 2 heures de l'après-midi et à minuit, ont oscillé entre 36,4 et 37,6, ce qui donne une moyenne de 37°.

Pendant les deux semaines suivantes, l'auteur absorbe chaque jour jusqu'à 86 et 100 litres d'oxygène : les oscillations thermiques vont de 36,8, à 37,9, avec une moyenne de 37,3 environ.

La quatrième semaine, les inhalations de gaz sont cessées ; la température oscille entre 36,6 et 37,8, moyenne de 37,2. Ce résultat ne diffère donc pas sensiblement de celui qui a été obtenu pendant la période des inhalations ; cependant, d'après le tracé, on voit que, à partir du moment où l'on a suspendu l'absorption de l'oxygène, le thermomètre a baissé d'une manière presque insensible, mais régulière, et en définitive s'est maintenu à 36,6 pendant les trois derniers jours.

Conclusion de ces expériences : très faible influence du gaz oxygène sur la température humaine, mais tendance à l'élévation, ce qui est tout justement l'opposé de la théorie du professeur Jaccoud. Nous arrivons au même résultat si nous examinons ce que nous donne le thermomètre dans des cas différents où l'anoxemie existe et domine. Dans l'intoxication par l'oxyde de carbone, ce gaz porte son action sur les globules sanguins et forme un composé des plus stables avec l'hémoglobine, en prenant la place de l'oxygène. Le globule devient dès lors impropre à fixer l'oxygène nécessaire aux fonctions de la vie. Il se produit donc là une anémie, mais d'une espèce particulière, une fausse anémie, dont les effets sont, en somme, identiques à ceux de l'anémie vraie, c'est-à-dire l'anoxémie. Dans la chlorose, les globules sanguins sont peu nombreux et pauvres en hémoglobine ; dans l'intoxication oxycarbonée, les globules ont leur nombre physiologique et leur coloration normale, mais ils sont devenus inutiles puisqu'ils ne peuvent plus fixer l'oxygène. Dans ces conditions, on ne note pas de fièvre, on a même signalé l'abaissement de la température (Cl. Bernard, Mathias Duval).

Dans le mal des montagnes (ascension en ballon, car, dans l'ascension à pied, l'exercice musculaire est une cause puissante d'élévation thermique) on a toujours observé le refroidissement, et pourtant, là aussi, il y a bien anoxémie, constatée par Paul Bert, et, avant lui, par Jourdanet. De même, dans les asphyxies suffisamment lentes, on note le refroidissement ; or le sang perd encore la plus grande partie de son oxygène, tout même pour Setschenow, contrairement aux anciennes conclusions de Magnus.

Dans certaines agonies, on voit aussi l'anoxémie augmentant de plus en plus (cyanose, etc.) coïncider avec l'abaissement progressif de la température.

Cliniquement, nous savons que certains états dyscrasiques, où l'anoxémie est égale au moins ou supérieure à celle de la chlorose, ne s'accompagnent pas de fièvre ; il en est ainsi dans le cancer.

Expérimentalement enfin, F. Leclerc a anémié des chiens en leur enlevant du sang. Pour éviter une déplétion brusque de la masse sanguine, qui serait par elle-même une cause de perturbation profonde de l'organisme, il leur faisait des soustractions fréquentes et peu abondantes de sang artériel, que l'on remplaçait par une injection d'eau salée. De cette façon, on ne rendait pas les chiens chlorotiques, mais, en augmentant la masse de leur sang, et en leur créant un état hydrémique très accentué, on leur avait fait un liquide sanguin ressemblant, jusqu'à un certain point, à celui de la plupart des malades atteintes des pâles couleurs. Il y avait diminution du nombre des globules et du chiffre de l'hémoglobine; malgré cela, on n'a nullement constaté l'augmentation de chaleur centrale des animaux.

Que reste-t-il donc pour expliquer la fièvre dans la chlorose ? La théorie de l'auto-intoxication nous semble pouvoir résoudre la question. L'anémie chlorotique conduit peu à peu à un état général de ralentissement de la nutrition, trouble rendu évident par l'adipose fréquente chez les malades chlorotiques, par l'asthénie musculaire si particulière qui n'est pas de la paresse ou de l'indolence psychique uniquement, mais qui tient en grande partie à l'épuisement rapide et facile de la contractilité musculaire. Or, nous avons vu que, sous l'influence des trouble nutritifs, les cellules de l'organisme altérées sécrètent des substances qui, prises par la circulation, s'en vont exciter les centres thermiques nerveux et produisent la fièvre. C'est ainsi que nous avons présenté la fièvre dans la goutte; nous pensons qu'il en est de même pour la fièvre dans la chlorose. Et l'accumulation progressive des matières pyrétogènes fabriquées incessamment par les cellules peut nous rendre compte de ces crises fébriles, sortes de débâcles inexpliquées et difficilement explicable, en effet, par d'autres moyens, qui éclatent brusquement, sans raison le plus souvent, et rappelent beaucoup les accès fébriles de la goutte aiguë. Au début et pendant un certain temps, les substances thermogènes sont trop peu abondantes pour provoquer la fièvre qui n'éclate que lorsque leur quantité est suffisante pour exciter d'une manière efficace les centres thermiques.

Observation VII.

F. Leclerc. *De l'existence fréquente de la fièvre chez les chlorotiques.* Th. Lyon, 1885.

Marie C..., 18 ans, tisseuse, née à Yenne (Savoie), entre, le 11 mars 1884, dans le service de M. le professeur Renaut, salle Sainte-Blandine, n° 22.

Père et mère vivants et bien portants. Deux frères en bonne santé; six frères ou sœurs morts en très bas âge.

Pas d'antécédents pathologiques. Ni scrofule, ni hystérie. Jamais elle n'a eu le teint très coloré, mais la pâleur actuelle remonte à un mois et demi.

Elle travaille et couche dans un appartement petit, mal éclairé, mal aéré.

Surmenage professionnel; le travail commence à 5 heures du matin et finit à 10 heures du soir.

Réglée à 16 ans; la menstruation a toujours été régulière. Depuis un an, à chaque époque menstruelle, elle éprouve des douleurs dans le petit bassin; les menstrues, plus abondantes, contiennent des caillots. Nullipare.

Pâleur extrême. Muqueuses très décolorées.

Faiblesse générale. Palpitations au moindre effort. Étourdissements, surtout au moment où elle se lève. Céphalalgie. Anorexie. Perversion de l'appétit. Polydipsie.

Bouffissure assez marquée des pieds et des mains.

Dans toute la région précordiale, souffle intense, doux, systolique; ayant son maximum dans le 2e espace à gauche du sternum. Sur les vaisseaux du cou, le doigt perçoit un léger thrill. Bruit de diable dans les mêmes vaisseaux. Souffle céphalique dont la malade a conscience.

Pas d'albumine dans les urines.

5 avril. Demande sa sortie.

Températures rectales.

Dates.	Matin.	Soir.	Dates.	Matin.	Soir.
11 mars	»	38,2	24 mars	37,8	38,1
12 —	38,6	39,3	25 —	37,8	38
13 —	38,3	38,6	26 —	38	38,1
14 —	38,3	38,4	27 —	37,8	38,2
15 —	38	38,2	28 —	37,9	38,1
16 —	38,3	38,2	29 —	37,7	38
17 —	38,1	38,3	30 —	»	37,6
18 —	38	»	31 —	»	37,5
19 —	38	38,3	1 avril	37,5	37,5
20 —	38	38,2	2 —	37,6	37,6
21 —	38	38,3	3 —	38,2	»
22 —	38,1	38,2	4 —	37,5	37,6
23 —	37,8	38,3			

Observation VIII.

Leclerc. Th. Lyon, 1885.

Félicie M..., 18 ans, née à Oullins, ourdisseuse, entre, le 17 août 1882, à l'hôpital de la Croix-Rousse, dans le service de M. H. Mollière, salle Sainte-Blandine, n° 49.

Père en bonne santé. Mère morte à 36 ans, après avoir beaucoup toussé.

Un frère et une sœur bien portants. Une autre sœur morte à 9 ans, d'affection inconnue.

Réglée à 15 ans. Menstruation régulière. Nullipare. Jamais de métrorrhagies.

La malade affirme n'être devenue pâle et faible que depuis quinze jours.

Céphalalgie fréquente. Lassitude Perte de l'appétit. Ni palpitations, ni gastralgie.

Décoloration des muqueuses. Pâleur grisâtre des téguments.

Dans toute la région précordiale, souffle systolique, doux et diffus, ayant son maximum dans la région de l'aorte. Dans les vaisseaux du cou, souffle continuel avec renforcement systolique. Souffle céphalique disparaissant par la compression de la carotide.

En vingt-quatre heures, 4 décilitres d'une urine pâle, sans albumine.

20 septembre. La malade est très améliorée. Le teint est moins cireux. Le souffle céphalique ne s'entend plus qu'à gauche.

17 octobre. Le souffle céphalique reparaît à droite et disparaît à gauche.

10 novembre. Apparition de quelques pustules d'ecthyma.

Le 16. L'auscultation et la percussion des sommets ne révèlent rien d'anormal. L'ecthyma persiste. État général très amélioré.

Le 25. La face, les gencives, les conjonctives ont repris leur teinte normale.

24 décembre. Apparition des règles. Les pustules d'ecthyma sont en voie de régression.

6 janvier 1883. Persistance du bruit de souffle dans la région précordiale. Disparition du souffle céphalique.

Le 11. Sort en bon état. Le souffle précordial, quoique très affaibli, persiste seul.

Note additionnelle. — Malade revue le 20 juillet 1885, près de trois ans après sa sortie du service. Très bon état général. L'examen des poumons ne révèle absolument rien d'anormal.

Températures rectales.

Dates.	Matin.	Soir.
—	—	—
19 août	38,1	38,7
20 —	38,6	39,3
21 —	38,6	39,8
22 —	38,5	38,7
23 —	38	38,5
24 —	37,9	39,3
25 —	37.6	38
26 —	37,7	»
27 —	38	»
28 —	»	38,7
29 —	38,1	38,6
30 —	37,6	38,2
31 —	37,6	38,3
1 septembre	37,8	38,1
2 —	38	38,3
3 —	38,2	»
4 —	38,4	38,5
5 —	37,6	38,3
6 —	37,8	38,1
7 —	37,5	38,4
8 —	37,9	38
9 —	37,9	38,3
10 —	37,9	38,4
11 —	38,2	38,1
12 —	38	38,6
13 —	37,7	38,2
14 —	37,4	38,3
15 —	37,8	38,8
16 —	38	38,2
17 —	37,9	38,2
18 —	37,5	38

Dates.	Matin.	Soir.
—	—	—
19 septembre	37,6	38,3
20 —	37,5	38,1
21 —	37,3	38.1
22 —	37,9	37.9
23 —	37,6	38,2
24 —	38	38,2
25 —	38	38,2
26 —	37,8	38,1
27 —	37,6	38,1
28 —	38	38
29 —	37,6	38
30 —	37,4	38,1
1 octobre	37,6	38
2 —	37,4	37,3
3 —	37,8	38,3
4 —	37,6	38
5 —	37,7	38
6 —	37,6	38,2
7 —	38,2	38,5
. . . . .	. . .	. . .
18 —	»	38,4
19 —	38	38,1
20 —	37,7	38,3
21 —	38	38,6
22 —	38	38,3
23 —	38,1	38,5
24 —	37,8	38,3
25 —	38	»
26 —	38,2	38,6
27 —	37,6	38,3
28 —	38,4	38,4

29 —	38	38,6
30 —	37,6	38,3
31 —	38,2	38,5
. . . .		
14 —	38,2	»
15 —	38,6	»
16 —	38,5	38
17 —	37,5	37,8
18 —	37,5	»
19 —	37,8	37,6
20 —	37,8	38
21 —	37,8	38
22 —	37,5	38,7
23 —	37,5	38,2
24 —	38,5	38
25 —	37,9	38,3
26 —	37,3	38,4
27 —	37,8	»
28 —	38,8	38,5
29 —	37,9	»
30 —	37,7	38,2
1 décembre......	37,9	38,2
2 —	38,2	38,2
3 —	37,4	»
4 —	37,8	»

Dès lors, la température devient normale.

Observation IX.

Leclerc. Th. Lyon, 1885.

Marie L..., 19 ans, domestique, née au Creusot (Saône-et-Loire); entre à l'hôpital Saint-Pothin, le 10 octobre 1884, dans le service de M. H. Mollière, salle Sainte-Marie, n° 25.

Père mort d'un cancer de l'estomac; mère vivante et bien portante.

Bonne santé jusqu'au commencement de l'année 1884, époque à laquelle elle quitta la campagne et vint à Lyon comme domestique.

Dès le mois de mars de la même année, étourdissements, vertiges, troubles de la vue, palpitations, oppression au moindre effort.

Première menstruation à 17 ans, toujours régulière jusqu'au début de la maladie. Depuis cette époque, règles moins abondantes avec avance ou retard. Nullipare. Jamais de métrorrhagies. A son entrée, lassitude générale, perte de l'appétit, teinte jaune-verdâtre des lèvres, muqueuses décolorées.

Rien aux poumons.

Au cœur, souffle systolique à la base. Bruit de diable dans les vaisseaux du cou. . . .

3 novembre. La température devient normale.

22 décembre. Sort très améliorée. L'oppression et les palpitations ont disparu. Les muqueuses sont normalement colorées. Disparition du souffle systolique de la base du cœur.

26 avril 1885. Fait un court séjour à l'hôpital. Presque complètement guérie. Sort en très bon état.

Températures rectales.

Dates.	Matin.	Soir.	Dates.	Matin.	Soir.
14 octobre	37,8	»	23 octobre	37,4	»
15 —	37,8	38,4	24 —	37,8	37,8
16 —	37,9	38,2	25 —	37,6	37,9
17 —	38	38,4	26 —	37,8	38
18 —	38,4	38,4	27 —	38	38,1
19 —	»	38,4	28 —	37,6	37,9
20 —	38,4	38,1	29 —	37,6	37,9
21 —	38,4	38,4	30 —	37,8	38
22 —	37,6	38,4	31 —	37,5	»

Les trois observations précédentes se rapportent au premier des deux types de fièvre dont nous avons parlé, fébricule continue avec légères oscillations. Voici une autre observation où la fièvre a présenté le deuxième type, fébricule avec exacerbations.

Observation X (résumée).

Leclerc. Th. Lyon, 1885.

Anna J..., 23 ans, domestique depuis cinq ans, entre à l'hôpital Saint-Pothin, dans le service de M. H. Mollière, salle Sainte-Marie, nº 15.

Rien de bien saillant dans son histoire. Elle ne tousse pas; l'auscultation et la percussion, pratiquée par MM. Lépine et H. Mollière, ne révèle aucune trace de tuberculose pulmonaire.

Voici sa courbe thermique.

Températures rectales.

Dates.	Matin.	Soir.	Dates.	Matin.	Soir.
7 mars	38	»	12 mars	38,2	39,4
8 —	37,8	38,2	13 —	38,2	39
9 —	»	38,3	14 —	38,6	38,9
10 —	38	38,2	15 —	37,9	38,3
11 —	37,9	38,4	16 —	38	»

Observation XI (résumée).

X. Trazit. *Contribution à l'étude de la chlorose fébrile.* Thèse de Paris, 1888.

Forme de fièvre appelée par l'auteur : fièvre chlorotique éphémère à type continu.

La nommée R... (Laurence), 16 ans, couturière, entre, le 3 février 1888, à l'Hôtel-Dieu, service de M. le Dr Bucquoy.

Rien de particulier dans les antécédents héréditaires ou personnels. Symptômes de chlorose des plus accentués.

Aucune autre affection concomittante. L'examen le plus minutieux de la poitrine ne fait constater aucune modification dans la sonorité normale du thorax ou dans les bruits que fournit l'auscultation de la poitrine. Les sommets sont tout à fait normaux, il n'y a pas trace de bronchite, pas un râle muqueux dans la poitrine.

Depuis une huitaine de jours, la malade se plaint d'avoir de la fièvre; elle a des sensations de chaleur sur toute la surface du corps, principalement le soir. La température vaginale, prise le jour même de son entrée, donne 39,2. Elle a quelques bourdonnements d'oreille et de l'insomnie. La peau est chaude et indique, à ne pas s'y tromper, l'existence d'un mouvement fébrile. Le pouls bat à 95 pulsations par minute; il est rapide, régulier, mou, dépressible.

Le 4. La température vaginale est de 38,4 le matin et 38,9 le soir. Pouls, 96.

Le diagnostic — chlorose — étant établi, on la met immédiatement au traitement tonique : 4 pilules d'iodure de fer, vin de quinquina et vin de Banyuls. Le sommeil étant mauvais, on prescrit, en outre, une pilule de 0 gr. 05 d'extrait thébaïque.

Le 5. Température vaginale, matin, 38,2 ; soir, 38,6. La malade a un peu reposé cette nuit.

Le 6. Temp. vag., matin, 38,2 ; soir, 38,5. Pouls, 90.

Le 7. Temp. vag., matin, 38,2 ; soir, 38,4. Rien aux urines.

Le 8. Temp. vag., matin, 38° ; soir, 38,4. Pouls, bat à 95 à la minute.

Le 9. Temp. vag., matin, 37,6; soir, 38,2. Pouls, 96. L'écoulement menstruel est apparu ce matin. La malade déclare se sentir mieux à l'aise et avoir de l'appétit.

Le 10. Temp. vag., matin, 37,6; soir, 38°. Pouls, 96. Rien à l'examen des urines.

Le 11. Temp. vag., matin, 37,6 ; soir, 37,8. La malade est gaie et demande à manger. Pouls, 110. L'écoulement menstruel continue.

Le 12. Temp. vag., matin, 36,8 ; soir, 37,2. Pouls, 100.

Le 13. Temp. vag., matin, 36,4 ; soir, 36,8. Pouls, 92. L'écoulement menstruel est terminé. La malade, sous l'influence du traitement reconstituant, est considérablement améliorée, elle demande à sortir de l'hôpital pour reprendre son travail.

Le 14. Temp. vag., matin, 36,7 ; soir, 36,8. Pouls, 90.

Elle s'en va en convalescence au Vésinet, se disant tout à fait rétablie.

Voici maintenant deux observations dues à l'obligeance de M. le professeur Bouchard qui les a recueillies dans son service de l'hôpital Lariboisière, et qui sont des types caractéristiques de fièvre à type inverse.

Observation XII (inédite résumée).

La nommée D... (Louise), âgée de 21 ans, lingère, entrée à l'hôpital, le 4 février 1886.

Rien à noter de particulier dans les antécédents héréditaires ou personnels. Chlorose ayant débuté un an auparavant. La malade ne présente aucun symptôme pulmonaire suspect.

Tableau des températures rectales.

Dates.	Matin.	Soir.	Dates.	Matin.	Soir.
—	—	—	—	—	—
4 février 1886....	»	38,2	10 février.........	38	37,7
5 —	38,3	37,9	11 —	37,1	36,8
6 —	38,9	36,8	12 —	37	37,7
7 —	37,2	36,8	13 —	37,1	37
8 —	38,9	38	14 —	36,8	»
9 —	37	37			

Ainsi, sauf le 12 février, chaque jour le thermomètre indiquait une température plus élevée le matin que le soir.

Observation XIII (inédite, résumée).

La nommée L..., (Maria), âgée de 25 ans, domestique entre à l'hôpital Lariboisière, salle Sainte-Mathilde, n° 23, le 28 janvier 1886. Chez cette malade, la chlorose semble être de date récente. On ne trouve nulle part de cause pouvant expliquer son état fébriculaire. L'appareil digestif est normal, pas de constipation. Aux poumons, aucun signe douteux.

Tableau des températures rectales.

Dates.	Matin.	Soir.	Dates.	Matin.	Soir.
—	—	—	—	—	—
28 janvier 1886....	»	37,6	3 février.........	37,4	38,2
29 —	37,6	37,5	4 —	38,2	38,3
30 —	37,5	38,4	5 —	38	37
31 —	38,5	37,2	6 —	38,9	37,2
1 février.........	37,6	37,8	7 —	37,1	»
2 —	38,2	37,3			

Chez cette malade, pendant son séjour à l'hôpital on a donc noté six jours sur dix, la température du soir moins élevée que celle du matin : fièvre à type inverse.

Observation XIV (inédite, résumée).

Cette observation communiquée par M. le professeur Bouchard est très intéressante à deux points de vue; d'abord par la très longue durée de la fièvre, la malade ayant pu être suivie pendant cent quatre-vingt-dix-neuf jours ; puis, par la variabilité du type fébrile.

La nommée M... (Emilie), âgée de 28 ans, exerçant la profession de blanchisseuse, entre à l'hôpital Lariboisière, le 18 mai 1882, salle Sainte-Mathilde, lit n° 3, pour anémie grave, très accentuée. Elle ne se sent malade que depuis quelque jours, son affection suit une marche aiguë.

Au début, la température indique un état fébrile assez intense et dont la caractéristique est surtout l'irrégularité capricieuse, atteignant parfois 39°, 39,5, 40° même, et restant d'autres fois normale pendant des périodes de vingt-quatre heures au moins. Telles sont les indications fournies par le thermomètre pendant quarante à quarante deux jours environ. A partir de ce moment, la fièvre revêt un tye plus défini que l'on peut qualifier de type continu ; la temperature se maintient sensiblement entre les lignes de 38° et de 39 degrés, avec de très faibles oscillations au-dessous et au-dessus de ces chiffres.

Voici d'ailleurs un fragment de la courbe thermométrique de cette malade, emprunté à cette période

Dates.	Matin.	Soir.	Dates.	Matin.	Soir.
—	—	—	—	—	—
3 juillet 1882.....	38,3	38	7 juillet..........	39,3	38.4
4 —	37,9	38,5	8 —	38	38,6
5 —	38,5	38,9	9 —	38,5	39
6 —	38,3	39	10 —	39,1	39,2

et ainsi de suite jusque vers le 67e jour, où commence une 3e période que l'on peut appeler période des oscillations. En effet, jusqu'au départ de la malade, au 199e jour, c'est bien là le caractère particulier du tracé thermique. Seulement on peut encore diviser ce grand espace de temps en trois phases, nettement distinctes : 1° du 67e jour au 119e, phase des grandes oscillations, avec une différence entre les températures du soir et du matin atteignant jusqu'à 3° et avec maximum très élevé, par exemple :

. . . .

Dates.	Matin.	Soir.	Dates.	Matin.	Soir.
—	—	—	—	—	—
28 juillet 1882.....	38	40,6	3 août..........	38	»
29 —	37,9	40,2	4 —	37,5	39,8
30 —	37,3	40,8	5 —	36,9	39,8
31 —	38,5	40,5	6 —	37,2	39,8
1 août...........	38	40,3	7 —	37	39,8
2 —	38,5	39,9	8 —	37	39,8

2° Une phase de moyennes oscillations, ne dépassant pas en général 1° 1/2 entre les niveaux du soir et du matin, et n'atteignant plus que rarement 39° comme maximum.

Dates.	Matin.	Soir.	Dates.	Matin.	Soir.
1 octobre.........	37,6	»	7 octobre........	37	38,6
2 —	37,8	39	8 —	37,3	38,9
3 —	37,8	39,1	9 —	37,6	38,8
4 —	37,4	38,8	10 —	37,2	38,6
5 —	37,8	39	11 — ....,	37,1	38,8
6 —	37,4	38,8	12 —	37,2	38,8

. . . .

3° Enfin, une phase de petites oscillations, dans lesquelles le thermomètre ne s'élève plus guère au-dessus de 38°, et marquée par 5 ou 6 dixièmes de degré d'amplitude ; telles sont, par exemple, les températures de la malade dans les quelques jours qui précèdent sa sortie de l'hôpital.

Dates.	Matin.	Soir.	Dates.	Matin.	Soir.
16 novembre......	37,5	38,2	21 novembre......	37,5	37,9
17 —	37,6	38,1	22 —	37,3	37,9
18 —	37,6	38,2	23 —	37,4	38,2
19 —	37,6	38,1	24 —	37,6	38
20 —	37,5	38			

Nous avons parlé, à propos du traitement de la chlorose fébrile, de l'influence sur la température des bains progressivement refroidis tels qu'ils ont été préconisés par M. Bouchard. Voici trois observations que nous rapportons à ce point de vue et qui en font foi.

Observation XV (inédite, résumée).

La nommée D... (Emilie), âgée de 20 ans, domestique, entrée à l'hôpital Lariboisière le 7 décembre 1887. Chlorotique depuis très longtemps, mais depuis un mois tous les symptômes s'accentuent assez rapidement.

Températures de la malade au début de son séjour.

Dates.	Matin.	Soir.	Dates.	Matin.	Soir.
7 décembre......	»	38	10 décembre......	38	38
8 —	38	38	11 —	37,5	»
9 —	37,6	38			

Au 6° jour, on commence les bains, deux par vingt-quatre heures. La courbe thermique, au lieu d'être sensiblement rectiligne, a des oscillations marquées par le refroidissement de la malade à la fin de chaque bain ; il n'est pas rare en effet, de voir la température baisser de 1° à 1,5 dixièmes et plus. A partir du 12° jour, le thermomètre ne s'élèvera plus au-dessus de 38°, les oscillations se font entre 37° et 38°. Quelques jours avant le départ de D.., après six semaines environ de traitement, les oscillations ne se feront plus qu'entre 36° et 37°.

Observation XVI (inédite, résumée).

Communiquée par M. le professeur Bouchard.

La nommée H... (Léonie), âgée de 15 ans, plumassière, entrée salle Sainte-Mathilde à Lariboisière, le 25 octobre 1887.

Rien à noter dans les antécédents héréditaires ou personnels. Signes de chloro-anémie depuis sept mois environ.

A l'entrée de la malade à l'hôpital, fièvre modérée, irrégulière, la température dépasse 38°, ou tombe à 37°.

Dates.	Matin.	Soir.	Dates.	Matin.	Soir.
25 octobre........	»	38,8	29 octobre........	38	37,5
26 —	38	38,5	30 —	38,2	38,3
27 —	38	38	31 —	38	38,4
28 —	37	38			

Au 10e jour, on commence la médication balnéaire, 2 bains par jour; à partir de ce moment, jamais le thermomètre ne dépasse plus 38°.

Après cinq jours de traitement, et jusqu'au départ de la malade de l'hôpital, c'est-à-dire pendant trente jours, les température sont toujours été les mêmes, 37,5 avant et 37° après le bain.

Observation XVII (inédite, résumée).

Communiquée par M. le professeur Bouchard.

La nommée D..., Joséphine, âgée de 16 ans, couturière, entrée à l'hôpital le 18 septembre 1884.

La malade n'est à Paris que depuis un an. Les signes de la chlorose sont très accentués, ils datent de deux mois environ. Fièvre irrégulière, température capricieuse, parfois très élevée.

Dates.	Matin.	Soir.	Dates.	Matin.	Soir.
18 septembre......	»	40	28 septembre......	38,1	37,8
19 —	38,2	40,1	29 —	37,3	38,8
20 —	38,7	40,4	30 —	37,4	38,8
21 —	37,8	39,2	1 octobre	38,5	38,8
22 —	37,7	38,4	2 —	37,2	38
23 —	38	39,7	3 —	38,5	39,2
24 —	37,3	39,9	4 —	37,8	38,4
25 —	37,2	38,6	5 —	38,5	38,8
26 —	37,2	38,5	6 —	38,2	39,5
27 —	37,6	38	7 —	38	38,8

Au 8 novembre, on institue le traitement par les bains, au nombre de 4 par jour. Tout aussitôt, le chiffre de 39° n'est plus atteint et la température oscille entre 38° 5 et 37°; au bout de dix jours le thermomètre ne dépasse plus 38°, et vers la fin du séjour de la malade à l'hôpital, les oscillations vont entre 36,5 et 37,5, sans élévation au-dessus de ce dernier chiffre.

C. — Fièvre dans le goitre exophthalmique.

De la fièvre dans la maladie de Graves, nous pouvons dire, comme pour la chlorose, qu'elle est de notion récente, et que son existence et sa valeur diagnostique ont été tour à tour admises ou niées selon les auteurs qui se sont occupés de ce point de clinique.

Avant la description presque simultanée qu'ont donnée de cette affection Graves et Basedow, un seul cas avait été publié avec mention de température élevée, par Pouli de Honou, (*Annales de Heidelberg*, 1837). Ce fait est cité par Basedow dans son mémoire paru en 1840, à côté de 2 autres cas où il est parlé de fièvre (et non de température élevée). Graves ne signale ni la fièvre ni l'hyperthermie. Stokes, de même, décrit le goitre exophthalmique comme une maladie non fébrile. Dans une thèse de Datin (Paris, 1854), on trouve l'observation de quelques cas où la température est notée. En 1856, Charcot présente un mémoire à la Société de Biologie, où il cite deux faits empruntés à Hirch et à Praël, mais, pour lui, la fièvre ne dépend pas du goitre exophthalmique, car, plus tard, en 1885, dans un article de la *Gazette des Hôpitaux*, il dit : « La peau est colorée, la transpiration est facile et abondante ; mais, fait capital, avec toutes ces apparences d'un état fébrile, il n'y a pas, dans la règle, du moins, la moindre élévation de température. »

En 1862, le professeur Teissier, à la Société médicale de Lyon, insiste le premier sur la valeur diagnostique des phénomènes fébriles dans le cours de la maladie de Graves, et soutient que dans les goitres ordinaires, la fièvre manque toujours.

La même année, Trousseau, dans son mémoire à l'Académie de Médecine, sur le goître exophthalmique, ne parle ni de fièvre, ni de sensation de chaleur; pourtant, dans les éditions suivantes de ses cliniques, il accepte les faits publiés par Teissier. Ce qui n'empêche pas Meyjouissas du Repaire d'écrire en 1867, dans sa thèse : « Dans le goitre exophthalmique, la fièvre manque. » Vers la même époque, Praël en Allemagne, Delmas en France rapportent plusieurs observations de maladie de Graves avec fièvre. De nouveaux cas sont encore dus à Daniel Mollière (1868), à Cheadle (1869), à Friedreich (1873). Ball, en 1873, étudie la pathogénie de cette fièvre et la rattache aux troubles vasculaires.

En 1874, Beni-Barde insiste sur les troubles de la calorification et montre que la sensation de chaleur éprouvée par les malades peut exister seule ou coexister avec une hyperthermie réelle. Dès lors, la fièvre dans le goitre exophthalmique est un fait généralement reconnu. Eulemburg, Walshe, Gueneau de Mussy, Peter, l'admettent. Dieulafoy écrit : « Beaucoup de malades se plaignent d'une sensation de chaleur exagérée, ils ouvrent les croisées, recherchent l'air frais et se trouvent toujours trop couverts. Cet accroissement de température est réel et appréciable au thermomètre qui donne parfois 1 degré de plus que la température normale. »

Pourtant, le professeur Jaccoud est moins convaincu. Il est rare, dit-il, que la température appréciée par le thermomètre soit au-dessus de la normale. De même le Dr Marie, dans sa thèse en 1883, adopte l'opinion de Charcot, et conteste l'existence de la fièvre. Pour lui la « chaleur est une sensation purement subjective », ne donnant rien au thermomètre.

En 1884, paraît une nouvelle thèse sur ce sujet, où la fièvre est contestée. (Gros, thèse de Paris.)

Plus tard, en 1888, sous l'inspiration du professeur Renaut de Lyon, le Dr Bertoye fait une étude de la fièvre du goitre exophthalmique et la considère comme un des symptômes de l'affection.

Nous allors voir rapidement les principaux caractères de cette fièvre. Elle naît toujours brusquement, parfois sous l'influence d'une cause insignifiante, une contrariété, une émotion, un chagrin, une colère, ou bien à l'occasion de la menstruation, d'une affection intercurrente, mais, le plus souvent, il est absolument impossible d'assigner une raison admissible à la perturbation de l'équilibre thermique.

Cette fièvre est très instable, irrégulière, capricieuse ; elle offre des rémittences plus ou moins marquées, quelquefois des chutes totales ; elle est pluôt une fièvre à poussées, à crises, qu'une fièvre continue. En général, il y a dissociation des symptômes qui constituent le complexus fébrile ; il est rare que le syndrome soit complet, constitué par la fréquence du pouls, de la respiration, la température élevée, l'injection de la face, les yeux brillants, la langue sèche, la perte d'appétit.

On peut observer une température modérée à la période d'acmé de la fièvre, plus élevée au début ou au déclin ; de même la sueur peut être peu abondante pour une poussée fébrile intense. Le pouls ne donne que de mauvais renseignements dans la maladie de Graves, car il est toujours accéléré, sans que cette fréquence soit un signe de fièvre. En général, il est peu modifié par l'élévation thermique, l'appétit est conservé, le rythme respiratoire demeure régulier, et la céphalée, la courbature sont rares. Enfin, les déchets urinaires ne sont pas augmentés ; parfois même, on les trouve plus ou moins diminués.

On a divisé et désigné les types de cette fièvre selon l'intensité qu'elle présente, le temps qu'elle dure, et la période du goitre exophthalmique où elle apparaît.

Sans vouloir nous étendre longuement sur cette nomenclature qui n'offre qu'un intérêt très restreint, nous dirons que la violence plus ou moins grande des phénomènes fébriles sépare les fébricules des fièvres proprement dites. Si l'attaque est brusque et passagère, c'est une *poussée* fébriculaire ou fébrile ; si la fièvre est persistante, c'est un *état* fébriculaire ou fébrile.

La durée de la fièvre la fait appeler éphémère, prolongée ou synoque, celle-ci étant l'intermédiaire entre la prolongée et l'éphémère. Enfin, quand la fièvre apparaît en même temps que le commencement de l'affection, elle est dite inaugurale ; cette variété est bien rarement observée, les malades ne consultant qu'un temps plus ou moins long après le début de la maladie ; quand elle survient au cours même de la maladie de Graves, elle prend le nom d'épisodique, et celui de clôturale lorsqu'elle naît à la dernière période du goitre exophthalmique.

Cette fièvre revêt quelquefois des apparences qui peuvent la faire passer pour d'autres affections bien différentes pourtant.

C'est ainsi que Peter rapporte deux cas où des cliniciens de premier ordre traitaient leurs malades pour la dothienentérie. En faisant un examen très approfondi des symptômes, on voit que le pouls est plus accéléré que dans la fièvre typhoïde, que la lcourbe thermique a des modifications brusques bien rares chez es typhiques ; la diarrhée, trop profuse, trop séreuse, est fluxionnaire. Mais nous n'ignorons pas que ces nuances sont très délicates à saisir, et que le plus souvent le diagnostic est fort difficile. L'irrégularité du tracé thermométrique, dans le type intermittent, empêchera de songer à la fièvre paludéenne.

Les symptômes physiques et l'examen du sang permettront de distinguer la fièvre du goitre exophthalmique de celle de la chlorose. Dans certains cas frustes, caractérisés surtout par la cachexie et la fièvre, Peter signale le grand embarras du médecin qui ne peut manquer de penser à la phtisie aiguë. Enfin, la phtisie subaiguë ou chronique peuvent encore être confondues avec le goitre exophthalmique fébrile, mais l'exploration attentive et minutieuse des organes thoraciques pourront éviter une erreur d'autant plus facile à commettre que la coexistence de la tuberculose et de la maladie de Graves est loin d'être chose exeptionnelle.

Quelle est la valeur pronostique de cette fièvre? Il est évident qu'elle est toujours d'un fâcheux augure, car c'est un signe de dénutrition rapide, qui aboutit bientôt à la cachexie et à la mort. Ce qui ajoute à la gravité de son apparition, c'est que nous sommes à peu près désarmés devant elle, les antipyrétiques ordinaires, antipyrine, quinine, étant absolument sans action. L'hydrothérapie seule a donné parfois de bons résultats, et plusieurs cas ont été avantageusement modifiés par la méthode de Brand. On pourrait essayer aussi le système des bains réfrigérants tel qu'il est recommandé par M. Bouchard pour le traitement des typhiques.

M. le professeur Renaut a lui même écrit dans la thèse de Bertoye son élève, citée plus haut, l'important chapitre de la pathogènie. Nous en détachons les passages suivants qui nous semblent donner une bonne explication de la fièvre dans le goitre exophthalmique : « Pour la chlorose, le fait de l'existence de la fièvre habituelle, satellite de ce mal, doit faire soupçonner la nature infectieuse de la maladie de Varandal. La démonstration d'une fièvre analogue, satellite de la maladie de Graves, sinon constante, du moins très fréquente, conduit aussi au même soupçon d'intervention, dans la pathogénie du goitre exophthalmique, d'un élément infectieux quelconque. L'observation de..., dans laquelle on voit s'échelonner, sur une période très longue, simplement marquée par un fébricule, des poussées de fièvre toujours semblables les unes aux autres par la forme de la courbe thermique, met en évidence un détail très intéressant. La façon dont se développaient ces épisodes fébriles, à nombre desquels j'ai assisté, suscitait impérieusement au clinicien l'idée d'un empoisonnement passager, d'une toxémie épiphénoménale. » Il est regrettable que dans ces quelques lignes, par deux fois soit mis le mot — infectieux — à la place du mot — toxique — qui devait pourtant bien représenter l'idée du professeur Renaut, car, plus loin, il parle « d'accidents fébriles à allure toxique ». Là nous semble en effet la vérité ; la fièvre du goitre exophthalmique est encore une fièvre toxique, produite soit par les sécrétions viciées du corps thyroïde altéré, soit par le défaut d'élimination ou de transformation de sécrétions cellulaires qui, à l'état normal, seraient modifiées par la glande thyroïde, et ne peuvent plus l'être à cause des lésions de l'organe. De toute façon, il y a empoisonnement, empoisonnement qui se traduit bientôt par une maigreur sans cesse progressive malgré un appétit souvent exagéré, par le dépérissement, et, finalement, la cachexie exophthalmique (1).

(1) Notre travail était terminé lorsque nous avons lu, dans la *Semaine Médicale* du 21 octobre 1893, la discussion de la Société de médecine de Londres sur la nature de la maladie de Graves. Pour M. A. Maude, le syndrome connu sous le nom de maladie de Graves est une affection nerveuse d'origine toxique, intéressant surtout la moëlle. La nature du poison qui produit cette maladie est encore ignorée, mais la fréquence du goitre dans cette affecction, ses relations avec le myxœdème et les effets favorables de la thyroïdectomie chez les malades indiquent que la cause du goitre exophthalmique réside dans le corps thyroïde. M. G. Murray considère le corps thyroïde comme une glande sécrétante et estime que la tuméfaction de ce organe est un phénomène constant dans la maladie de Graves. On peut en conclure que le syndrôme clinique est dû, en partie au moins, à une hypersécrétion de la glande thyroïde. Cette hypothèse paraît trouver sa confirma

Nous ne signalerons que pour mémoire la théorie qui donne le tremblement musculaire comme cause à cette fièvre exophthalmique. Plusieurs objections sérieuses démolissent cette opinion, dont la principale est que tous les goitres exophtalmiques avec tremblement ne sont pas accompagnés d'élévation thermique, tandis que, dans certains cas de goitres fébriles, on ne peut observer le moindre tremblement.

Pour nous, donc, la fièvre de la maladie de Graves rentre tout naturellement dans le groupe des fièvres par auto-intoxication.

OBSERVATION XVIII (résumée).

H. Bertoye. — *Étude clinique sur la fièvre du goitre exophthalmique.* Thèse de Lyon, 1888.

Mélanie M..., 25 ans, tisseuse, entrée à l'hôpital le 10 avril 1886. Début de l'affection remontant à un mois environ. Corps thyroïde volumineux, palpitations, exorbitisme. Tremblement de la tête et des mains. Sensation continuelle de chaleur. Les couvertures semblent toujours trop lourdes ; la malade les rejette pour dormir. Sueurs abondantes.

Examen des poumons et des autres organes, absolument négatif.

Tableau des températures présentées par Mélanie M... à partir du 21 avril 1886.

Dates.	Matin.	Soir.	Dates.	Matin.	Soir.
—	—	—	—	—	—
21 avril	36,5	37,8	2 mai	38,2	38,3
22 —	37,6	38,1	3 —	37,7	38,8
23 —	38	37,9	4 —	37,5	38,1
24 —	38	38,1	5 —	39	38
25 —	38	38,1	6 —	37,5	37,6
26 —	38	38	7 —	37,8	38
27 —	38,1	38,1	8 —	37,8	37,8
28 —	38,1	38	9 —	37,7	37,9
29 —	37,9	38	10 —	37,5	37,9
30 —	38	38,1	11 —	37,6	37,6
1 mai	38,4	38,2	12 La malade sort de l'hôpital.		

tion dans l'action favorable qu'exercent sur les symptômes de la maladie certaines interventions ayant pour but de diminuer le volume du corps thyroïde, ou d'en affaiblir l'activité fonctionnelle, telles que la thyroïdectomie, l'usage interne de la belladone, etc.

Cette opinion de G. Murray est absolument celle que nous avons présentée au sujet du malade de l'observation XXXI chez lequel la fièvre, un des symptômes de l'intoxication, coïncidait avec l'hypertrophie du foie et de la rate et commença à céder lorsque ces organes diminuèrent de volume.

On peut remarquer que la malade a présenté à plusieurs reprises le phénomène d'inversion de la température.

Observation XIX (résumée).

Bertoye. — Thèse de Lyon, 1888.

Marie C.., âgée de 15 ans 1/2, apprêteuse, entre à l'hôpital le 18 novembre 1887.

Rien de particulier à noter dans les antécédents héréditaires. De son côté à elle, ni scrofule, ni chorée, ni rhumatisme. Pas de syphilis, pas d'alcoolisme. Une rougeole à 2 ans.

Actuellement, soupçon de grossesse, malgré une affirmation si énergique de virginité que l'on ne pratique pas l'examen de l'utérus. Malaises depuis quatre mois. Entre autres symptômes, battements dans les tempes et le cou. Bourdonnements d'oreille. Gonflement du cou. Palpitations très pénibles.

En ce moment, la température est de 38,5 tous les soirs, la soif est vive, la langue sèche et saburrale. On constate à la fois un goitre de volume moyen, une légère exophtalmie qui avait échappé à la malade, de fortes palpitations. Pupilles un peu dilatées. Eclat anormal du regard qui est fixe. Pas de troubles visuels. Au cœur, la pointe bat dans le 5e espace intercostal et soulève énergiquement la paroi. Souffle systolique doux dans toute la région précordiale.

La malade tousse très rarement, et n'a jamais eu d'hémoptysies. Rien d'anormal aux poumons.

2 décembre. — La malade est améliorée par les douches froides. Le corps thyroïde a un peu diminué, et les yeux sont peut-être un peu moins saillants. Pouls 115. Etat général meilleur.

La température rectale prise régulièrement chaque jour a oscillé entre 37,4 le matin et 38,5 le soir, du 18 au 23 novembre. A partir de ce jour, on commence le traitement hydrothérapique, et dès lors, la courbe thermique est devenue presque normale avec une très légère ascension vespérale, n'atteignant jamais 38°.

Le 4. Aujourd'hui, la malade n'a pas pris de douche froide. Très légère ascension de la température, et la courbe se maintient au même niveau pendant trois jours.

Le 6. On reprend le traitement, la température s'abaisse immédiatement.

Le 21. Malgré les dénégations persistantes de la malade, on l'examine de nouveau, et l'on constate des signes certains d'une grossesse au sixième mois. La malade, irritée de cette constatation, quitte brusquement l'hôpital.

Voici le tableau des températures pendant son séjour à l'hôpital.

Dates.	Matin.	Soir.	Dates.	Matin.	Soir.
18 novembre 1887.	»	38,3	3 décembre......	37,2	37,4
19 —	38,3	38,5	4 —	37,5	37,5
20 —	38°	38,5	5 —	37,4	37,5
21 —	37,6	38,6	6 —	37,6	37,6
22 —	37,7	38,4	7 —	37,2	37,4
23 —	37 5	38,5	8 —	37,2	37,4
24 —	37,4	38,1	9 —	37,2	37,4
25 —	37,1	37,8	10 —	37,2	37,4
26 —	37,3	37,6	11 —	37,4	37,5
....			12 —	37,2	37,5
1 décembre......	37,2	37,3	13 —	37,2	37,5
2 —	37,1	37,4	etc. etc.		

Observation XX (résumée).

A. Bertoye. — Thèse de Lyon, 1888.

La malade qui fait le sujet de cette observation a présenté, outre un état fébriculaire permanent, des poussées fébriles épisodiques, et surtout un très bel exemple de fièvre clôturale.

Pauline P.., âgée de 58 ans, journalière, entrée à l'hôpital le 23 avril 1886.

Dans les antécédents héréditaires, nous relevons une myélite, une affection cardiaque.

Chez elle, aucune maladie grave, toujours menstruation très régulière. Pas d'alcoolisme.

Opérée, il y a un mois, pour la troisième fois d'une tumeur du sein gauche (maladie kystique de la mamelle).

Depuis six ans, nervosisme excessif et allant toujours en s'accentuant. Chaleur cutanée constante. Fièvre.

Vue faible et trouble parfois. Nystagmus, exorbitisme. Corps thyroïde volumineux, transmettant les pulsations exagérées des carotides. Palpitations.

Etat général plutôt mauvais.

27 mai. Traitement hydrothérapique, douches froides.

22 juillet. Depuis quinze jours environ, la malade présente une agitation beaucoup plus marquée, de l'œdème des jambes, un météorisme abdominal énorme, coïncidant avec une constipation opiniâtre. Inappétence absolue.

On a continué, depuis le mois de mai, les douches froides, qui amènent un calme temporaire seulement. La digitale, la vératrine, le bromure, ne paraissent pas avoir d'effet appréciable.

Le 25. Traces d'albumine aux urines.

Le 13 août. L'état s'aggrave sensiblement. Fièvre, agitation.

Le 14. Pendant la nuit, l'agitation a encore augmenté. La malade reconnaît les personnes, mais ne leur répond pas et ne leur obéit pas. On est obligé de l'isoler et de lui mettre la camisole de force. Fièvre.

Le 15. Depuis hier, l'agitation fait place à la somnolence d'où il est difficile de tirer la malade. Pupilles égales. Pouls très fréquent. Râles de la trachée empêchant l'auscultation. Température 40,9.

A 3 heures du soir, mort dans le coma.

Tableau des températures de la nommée Pauliné P...
Poussée fébrile épisodique.

Dates.	Matin.	Soir.	Dates.	Matin.	Soir.
23 avril 1886......	»	39	26 avril...........	37,8	38,3
24 —	38,2	38,4	27 —	38,5	37,8
25 —	38,2	38	28 —	37,3	»

Etat fébriculaire.

Dates.	Matin.	Soir.	Dates.	Matin.	Soir.
29 avril...........	37,7	38	4 mai............	37,5	37,8
30 —	37,6	37,6	5 —	37,5	37,7
1 mai............	37,6	»	6 —	37,6	37,5
2 —	»	»	7 —	38	37,5
3 —	38,1	37,6	8 —	»	»

Fièvre clôturale.

Dates.	Matin.	Soir.	Dates.	Matin.
13 août...........	38,5	39,6	15 août.........	40,2
14 —	38,6	»		

D. — Fièvres de surmenage.

Le fonctionnement exagéré d'un muscle, poussé au-delà de certaines limites, produit une sensation pénible, caractéristique, et en même temps un affaiblissement des contractions qui peut être lié à l'accumulation, dans l'organe, des produits de sa dénutrition (Ranke). Lorsqu'elle s'étend à tout le système musculaire, la fatigue amène des troubles de la santé générale, les forces sont prostrées, l'appétit disparaît, et quelquefois, souvent même, il se produit une réaction fébrile plus ou moins intense. Voilà la fièvre de surmenage.

Au début de ce siècle, Michel Sarcone (1804), puis G. Leroy, (1846), puis Valleix, disent bien que la fatigue est une cause de maladie, mais aucun d'eux n'en fait une cause exclusive. Depuis 1878, la question a été étudiée à plusieurs reprises par Carrieu, Bouley, Fournol (1879), Revilliod, qui, dans un mémoire présenté à la Société médicale de Genève en 1880, décrit deux formes de surmenage, la forme typhoïde, la forme cardiaque. Jaccoud, plus tard, mentionne, parmi les causes de la fièvre, l'altération du sang par des produits d'oxydation surabondants, « fièvre éphémère, ajoute-t-il, survenant par fatigues musculaires, par travaux intellectuels ». Murchison regarde la fatigue comme facteur principal des fièvres simples.

Peter consacre plusieurs cliniques aux formes et aux degrés des fièvres de surmenage.

Signalons encore les thèses de Keim (Lyon, 1886), de Rendon et de Dufour (Paris, 1888) sur le même sujet.

« L'organisme, enseigne le professeur Bouchard dans ses *Leçons sur les auto-intoxications*, est un laboratoire de poisons a l'état normal, comme à l'état pathologique. » D'après Peter, « nous ne vivons qu'à la condition de nous détruire par morts partielles, par suicide prolongé ». M. Verneuil a dit de même : « le corps est une usine de produits chimiques délétères ».

C'est que, pour vivre, la cellule animale est obligée de se renouveler incessamment. De là des oxydations, des combustions, résultat de tout travail, et des produits continuels de désassimilation. Parmi les déchets que provoque le travail musculaire, citons l'acide lactique ou mieux paralactique (Berzélius, Lehmann, Ranke), l'acide carbonique, la créatinine, la créatine, l'acide urique, l'urée, des matières extractives entraînées par l'alcool (Helmoltz) et les alcaloïdes de Gautier. Tous ces déchets sont pris par le sang et rapidement éliminés, à l'état normal, par l'intestin, la peau, les poumons et les reins. Si les émonctoires sont altérés, rendant l'élimination impossible, ou si, par suite d'un travail excessif, la quantité des matériaux de désassimilation augmente dans de notables proportions, il se fait une accumulation de produits toxiques, c'est l'extractihémie de Revilliod, c'est aussi l'autotyphisation de Peter. M. Bouchard a donné une démonstration de la toxicité plus grande dont est douée l'urine d'un homme atteint de courbature, même non fébrile, en faisant voir que cette urine tue à la dose de 12 centimètres cubes par kilogramme d'animal, tandis qu'il faut 45 centimètres cubes, en moyenne, d'urine normale pour arriver au même résultat.

Maintenant peut-on dire quelle est la substance que l'on doit particulièrement incriminer au point de vue de la fièvre ? Nous n'oserions répondre à cette question, les expériences manquent, et nous croyons plus prudent de n'en accuser aucune spécialement. On dit sans préciser davantage qu'il y a, dans le surmenage, empoisonnement par les déchets organiques en général (1). Mais il n'y a pas seulement, dans le surmenage, augmentation dans la production des matériaux de désassimilation, il y a aussi production de substances n'existant pas normalement ou qui normalement sont immédiatement détruites ; il y a donc viciation de la nutrition.

Généralement on décrit 3 degrés dans le surmenage : 1° la lassitude, myoponésie de M. Lacassagne, de Lyon, et représentant pour lui l'encombrement musculaire par les déchets de l'organisme ;

2° L'épuisement ou ponoshémie : c'est l'empoisonnement du sang par les matières extractives accumulées ;

3° Le surmenage proprement dit, dû à la fois à l'encombrement musculaire et à l'empoisonnement du sang. Peut-être à ces trois degrés pourrait-on en ajouter un quatrième, le surmenage suraigu, comprenant ces cas où la mort, survenant d'une façon foudroyante avant qu'aucun phénomène de surmenage ait eu le temps de se produire, est le résultat immédiat d'une intoxication des plus intenses. Cette forme est particulièrement spéciale aux animaux, mais peut également s'observer chez l'homme. Sans vouloir rapporter ici de nombreuses anecdotes plus ou moins légendaires, nous ne pouvons pourtant omettre de mentionner le cas du soldat de Marathon succombant après une course extraordinaire accomplie pour apprendre aux Athéniens le triomphe de Miltiade sur les Perses ; celui de Ladas de Lacédémone, chanté par tous les poètes, qui tomba mort aux jeux olympiques, après avoir couru la dolique (2) ; celui encore de Léandre d'Abydos qui mourut d'épuisement en traversant

(1) Nous pouvons cependant signaler l'expérience de Keim qui injectant 0 gr. 60 de lactate de soude à un cobaye voit la température de cet animal tomber de 39,2 à 37,7 en vingt minutes, à 35° en une heure, et à 28° en trois heures (mort). Il semble résulter de ce fait que l'hyperthermie n'est, en tout cas, pas due au lactate de soude ou à l'acide lactique qui sont, au contraire, franchement hypothermisants.

(2) La dolique comprenait 7 stades; et le stade valait 589 pieds français.

l'Hellespont à la nage, égaré par un faux signal de la prêtresse Héro qu'il aimait (Ovide).

L'histoire nous a transmis l'aventure du jeune Fribourgeois qui, tout comme le soldat Athénien, s'en vint mourir sur la place de Fribourg en annonçant la victoire.

Des faits analogues, très nombreux, sont cités dans les *Annales militaires*. En juillet 1879, après une marche de 35 kilomètres, faite par un régiment de Bersaglieri, 2 d'entre eux moururent une heure après leur arrivée, et près de 200 hommes furent laissés en route.

Chez l'animal, nous pouvons donner l'histoire de deux chevaux qui avaient couru un match entre Paris et Rosny, soit 120 kilomètres aller et retour ; le trotteur russe gagna le pari, mais mourut le soir même de la course ; quant à son concurrent il était mort en route à Saint-Germain.

Les formes du surmenage sont, aussi, au nombre de trois, l'état typhoïde sans fièvre, l'état typhoïde avec fièvre mais sans lésion, et l'état typhoïde avec fièvre et avec des lésions ou passagères, ou durables. La deuxième forme est la véritable fièvre de surmenage, c'est aussi la courbature fébrile de Lubanski (1883) et d'Eloy (1884).

En quoi consiste donc la fièvre de surmenage? Ordinairement après une fatigue excessive, un travail exagéré, le sujet est pris de petits frissons, de courbature, d'endolorissement des membres. Il se plaint de céphalalgie surtout frontale, et quelquefois d'une rachialgie intense qui pourrait tout d'abord en imposer pour une variole au début. Il existe à ce propos une belle observation de Peter. La nuit, le sommeil est mauvais, agité, on a noté du délire professionnel dans quelques cas ; le jour le malade demeure dans la somnolence. Il a absolument le facies d'un typhique, c'est-à-dire hébétude, torpeur, stupeur. L'intelligence est conservée, mais les réponses sont lentes, tout effort musculaire ou intellectuel est pénible. On conçoit, d'après ce tableau, combien le diagnostic de diothénentérie peut aisément se présenter à l'esprit du clinicien lorsqu'il se trouve en présence d'un tel malade, d'autant plus que tous les troubles digestifs habituels dans cette affection font, ici aussi, rarement défaut : anorexie, soif intense, langue saburrale, blanche, sauf aux bords et à la pointe où elle présente une vive rougeur, haleine repoussante. On observe très rarement de la constipation et des vomissements. La diarrhée, au contraire, est la règle, abondante avec des selles très fétides. Le ventre n'est pas ballonné, mais douloureux à la pression, qui fait naître du gargouillement dans les fosses iliaques, surtout à droite, au cæcum. La rate est fréquemment augmentée de volume, on a vu des taches rosées sur l'abdomen, on a signalé des épistaxis. Du côté du cœur, des poumons, on ne trouve rien le plus souvent, certains auteurs ont parlé pourtant de palpitations. Du côté du système musculaire on note le soubresaut des tendons ; le pincement des muscles provoque la formation de ce qu'on appelle nœud musculaire. Hardy, Behier, Bouillaud ont cité des myosites, parfois localisées aux muscles travailleurs (cas d'Hanot et Gilbert, portant sur le deltoïde). Les douleurs siégeant aux zones juxta-épiphysaires, les périostites du tibia surtout, exclusivement même pour Laub, de Copenhague, la gêne articulaire, pseudo-rhumatisme de surmenage de A. Robin, se rencontrent selon les cas. Ajoutons que l'organisme, par le fait même du surmenage, est bien moins apte à réagir contre les attaques des microbes. On sait, en effet, que, chez les surmenés, les maladies infectieuses sont très fréquentes. Le surmenage d'un membre, d'un muscle, est un appel pour la localisation d'une infection

Quant à la fièvre, d'emblée elle est très intense et la température monte brusquement à 39°, 40°, elle est continue avec une rémission matinale d'environ 1°. Le pouls est rapide, un peu mou, dépressible. Cet état fébrile persiste quatre, cinq ou six jours au maximum ; la défervescence peut commencer dès la deuxième ou troisième journée de repos. Elle est en général brusque et se fait d'un coup comme dans la pneumonie, parfois la descente se fait en lysis. Elle s'accompagne de sueurs, de polyurie et d'une débâcle d'urée. Pendant la fièvre, l'urée est au contraire constamment au-dessous du taux normal.

On peut voir survenir, comme complications, des myosites suppurées, des thromboses, des gangrènes, des suffusions sanguines. Il est bien évident que tous les cas ne présentent pas cette intensité ; il en est d'atténués, avec une fièvre très éphémère, dans laquelle la température reste presque normale. Tous les degrés peuvent d'ailleurs se présenter en clinique ; pour M. Peter même, la fièvre typhoïde et le typhus ne sont que des termes plus élevés de la fièvre de surmenage ; ce ne serait qu'une question de quantité dans l'autotyphisation.

A côté de ce surmenage du système musculaire général, on peut voir celui d'un muscle particulier, nous voulons parler du cœur. Spillmann ne l'admet pas (1876). Revilliod, au contraire, trouve qu'un muscle destiné à se contracter 70 fois par minute, peut, au même titre que n'importe quel autre, subir des phénomènes de fatigue ; cette opinion est d'ailleurs très généralement partagée. Pitres, Fraentzel, Picot se rangent à cet avis. C'est ce que l'on nomme le cœur forcé. Cet accident jadis presque exclusivement cantonné dans l'armée, tend de nos jours à se répandre de plus en plus dans la clientèle civile grâce aux abus actuels des exercices physiques si en honneur aujourd'hui, courses à pied, courses en bicyclettes, etc.

Plusieurs degrés sont observés dans le cœur forcé. Dans un premier, les malades sont pâles, anémiques, se plaignent de palpitations, d'essoufflement, de lassitude permanente ; on leur trouve le cœur notablement hypertrophié (Longuet, 1885). A un degré plus fort, la lassitude est extrême, la dyspnée très pénible, la fièvre s'allume, et l'urine contient un peu d'albumine. Enfin, les symptômes peuvent encore être plus marqués et l'état plus grave. La température monte jusqu'à 39°, 40°, le malade est plongé dans la torpeur, l'adynamie, il a de la diarrhée et présente un état typhoïde caractéristique.

A côté de cette forme cardiaque du surmenage (Revilliod) où le cœur s'associe au système musculaire général, il est des cas où le muscle cardiaque seul, sans participation d'aucun autre muscle de l'économie, peut être surmené au point d'amener un état inquiétant et parfois une fièvre légère ; cela se voit chez certains malades asystoliques, où le cœur peut arriver à battre d'une façon innombrable.

Nous dirons pour terminer, quelques mots du coup de chaleur que l'on tend aujourd'hui à considérer comme un accident de surmenage. Il se produit bien, en effet, sous l'influence d'une température extérieure très élevée et d'un soleil trop ardent, mais toujours pendant une marche fatigante, pendant des manœuvres d'armées. Les résultats heureux du traitement préconisé par le médecin-major Géraud, 1886, à savoir la saignée, peuvent s'expliquer par ce fait que cette opération enlève avec le sang une partie des poisons qu'il entraîne.

Comme traitement de la fièvre de surmenage, les deux indications à remplir étant d'empêcher la formation exagérée des déchets organiques, et de favoriser leur élimination, on recommandera le repos absolu, le régime lacté d'abord, puis une alimentation réparatrice et tonique, on favorisera la diurèse, et l'on fera l'antisepsie interne.

Observation XXI.

Recueillie par M. Carron de la Carrière, in thèse de Rendon.

Homme, âgé de 25 ans, garçon coiffeur. Entré le 7 février 1883, dans le service du professeur Péter, salle Saint-Jean, nº 10.

Quinze jours avant son entrée à l'hôpital, il fait un voyage à Rouen avec des camarades. Séjour dans cette ville pendant six jours passés dans des excès avoués de tout genre (alcooliques et vénériens).

Après avoir épuisé toutes ses ressources, et ne trouvant pas de travail, il est obligé de revenir à pied à Paris.

Dès son retour, il veut reprendre ses occupations, mais il ne peut terminer sa première journée de travail, tant il se trouve courbaturé et fatigué. Depuis deux jours, il ne peut plus manger, mais il boit beaucoup d'eau. Le 5 février, impossibilité complète de tout travail, courbature généralisée, mal de tête, sensation de froid, frissons avec claquement des dents.

Le 6, un peu de sommeil pendant la nuit. Nouvelle tentative de travail, mais il trébuche et ne peut se tenir debout ; vertiges.

Le 7, entrée à l'hôpital de la Charité. Faciès hébété. Yeux brillants. Langue rouge à la pointe, trémulante. Intelligence intacte ; le malade entend bien et répond nettement aux questions qu'on lui pose. Il se plaint d'une violente céphalalgie, de douleurs épigastriques, d'insomnie. La rate est un peu augmentée de volume. La température est à 40,2, le pouls à 106.

Le 8. Nuit sans sommeil, très agitée. L'épigastre est douloureux à la pression. Un peu de gargouillement dans la fosse iliaque droite. Pas de taches rosées. Deux selles diarrhéiques depuis minuit. Purgatif. Températures, le matin 39,4 et 40,2, le soir. Pouls 102.

Le 9. Même état diarrhée noirâtre. 4 selles. Sommeil calme dans la journée. Températures, 39,6 le matin, et le soir 40. Pouls 94.

Le 10. Le malade a bien dormi cette nuit et a uriné à plusieurs reprises. Il se trouve soulagé et demande à sortir. Malgré notre défense, le malade se lève ; il a une syncope. Une garde-robe diarrhéique. Faiblesse grande. Températures, le matin 38,2, le soir 38,4. Pouls 98.

Le 11. L'appétit revient ; le malade demande à manger, amélioration rapide, températures 37 et 38,4. Pouls 90.

Le 12. Le malade est guéri au sixième jour. Températures, 37 et 37,2.

Observation XXII (résumée).

(In thèse de Rendon. Paris, 1888.)

Jeune homme, marié depuis cinq semaines environ et qui avait passé presque tout ce temps en voyage. Il était seulement depuis six jours de retour à Paris, lorsqu'il fut pris, le 10 décembre 1887, d'un grand sentiment de courbature avec lumbago considérable. En même temps, frissons, chaleur vive à la peau. 112 pulsations, et 39,5 dans l'aisselle.

Vomissement abondant.

Le malade revenant de Madrid où sévissait une épidémie de variole, il était naturel, d'après ces symptômes, rachialgie, vomissements, fièvre, etc., de songer à une variole commençante.

Le lendemain, nuit des plus agitées ; la fièvre persiste avec les mêmes signes, température 39° matin et soir.

Soif vive, anorexie complète, pas de nouveau vomissement.

Le surlendemain, 12 décembre, légère détente, et, le soir, moiteur assez abondante. Toute la nuit, la moiteur persiste, et, le lendemain, 13, le malade se trouve très soulagé.

Aucune trace d'éruption. Les urines, examinées chaque jour, n'ont présenté, à aucun moment, d'albumine. Le 13, au soir, et le 14, urines considérablement chargées de pigments biliaires. Congestion du foie non douloureuse.

Le 14, la température tombe brusquemen à 37 et le pouls descend à 72 pulsations.

En même temps, le jeune homme est débarrassé de ses douleurs, de sa fatigue, et l'appétit renaît.

En somme, fièvre de surmenage occasionnée par des fatigues de plusieurs sortes : fatigues du voyage, mauvaise alimentation réparatrice, et abus du coït chez un homme jusque-là chaste.

Observation XXIII.

Dubief. *Communication verbale* in thèse de Rendon.

En août 1886, une femme âgée de 25 ans environ, est arrivée à la consultation de l'hôpital Cochin, service de M. A. Robin, suppléant le Dr Dujardin-Beaumetz.

Elle était dans un état d'affaissement complet, et se plaignait de grande lassitude, de douleurs généralisées avec céphalalgie intense. La démarche est chancelante ; la malade accuse une grande faiblesse dans les jambes. Aspect typhoïde très net. Pas d'épistaxis, pas d'autres signes notables que ceux d'une grande fatigue.

La femme est admise à la salle Blache. La température, prise dans l'aisselle, était de 39°.

Voici quelle était son histoire : sans travail, à bout de ressources, elle était venue d'Amiens à Paris, à pied, trouvant à peine à se nourrir et couchant sur les routes. C'est ainsi qu'au bout de cinq à six jours de marche, elle arrivait exténuée, ne pouvant plus se tenir debout, et qu'elle était conduite à l'hôpital.

Le lendemain, la malade allait mieux, tout en se plaignant encore de courbature généralisée et de céphalalgie.

Le surlendemain, après une nouvelle nuit de repos, et grâce à une alimentation légère mais réconfortante, la température était normale. Tous les signes s'amendaient, et la guérison s'établissait.

Observation XXIV (résumée).

Revilliod. Mémoire lu à la Société médicale de Genève.

Homme âgé de 52 ans, entré le 7 septembre 1878, à l'hôpital de Genève, dans le service du professeur Revilliod.

Après avoir fait plusieurs métiers, cet homme entreprend celui de chiffonnier, portant un gros sac sur le dos dès l'aube ; depuis quelque temps, il se plaignait de fatigue générale, mais continuait néanmoins ses courses qui devenaient de plus en plus pénibles.

Quinze jours avant son entrée à l'hôpital, oppression passagère d'abord, puis continue. Ensuite l'homme se met à tousser. Bientôt ses forces l'abandonnent complètement, il se traîne à l'hôpital.

État à son arrivée dans le service. Faciès fatigué, somnolence, indifférence ; dans le décubitus dorsal, il se plaint de courbature généralisée ; il a de l'oppression ; les lèvres sont pâles, un peu cyanosées ; la peau est sèche, chaude ; le thermomètre marque 39,4.

Pouls faible, langue saburrale, pas de vomissements ni de pituites ; répugnance absolue pour tout aliment.

Urines rares, foncées, pas d'albumine. Pas d'anasarque. Quelques râles disséminés aux deux bases.

Les tons du cœur sont sourds, éloignés, faibles ; il n'y a pas de bruit anormal. Le choc de la pointe n'est ni vu, ni senti à la palpation.

Les jours suivants, même état qui s'aggrave de plus en plus. Pouls petit, misérable, irrégulier, comme les bruits du cœur qui ne s'entendent qu'à l'épigastre.

La toux continue avec quelques crachats muqueux.

La température oscille entre 38° et 39°.

L'état général empire, adynamie, abrutissement ; selles et urines involontaires, râle trachéal, crachats muqueux, bruits du cœur inappréciables, pouls filiforme; les extrémités se refroidissent, le teint pâlit; la mort survient le 3 octobre.

Autopsie. — Myocardite étendue, plus prononcée à la pointe où se trouvent des thrombus multiples.

Aux poumons, infarctus hémorrhagiques consécutifs. Pas de lésions valvulaires.

Fièvre de croissance.

Rarement pour Richard (de Nancy), le mouvement d'accroissement des enfants est accompagné de fièvre. Mais, si l'accroissement ne produit pas la fièvre, il résulte souvent des maladies fébriles ou leur succède. Bouchut, tout en partageant cette opinion, admet que dans certains cas, en l'absence de toute localisation possible d'un état fébrile et devant une croissance exagérée, on peut se demander s'il n'y a pas quelque rapport entre ces deux états : fièvre et croissance : il cite l'observation d'un enfant qui, en six semaines, a grandi de 84 centimètres, et chez lequel il se développa une fièvre rémittente.

Régnier, dans sa thèse ne discute même pas l'existence de la fièvre de croissance.

Gosselin l'avait observée et l'expliquait par la viciation particulière du sang due à une croissance trop rapide ; c'est très vague, certes, mais cela n'est pourtant pas loin de la vérité.

En 1879 et en 1883, Bouilly, s'occupant de cette question, écrit ces mots : « Ne peut-il se produire, par la suractivité nutritive de la moelle osseuse, un poison autochtone dont la rétention donnerait lieu aux accidents infectieux. »

La fièvre de croissance est un processus pathologique caractérisé par un mouvement fébrile ayant souvent des allures typhoïdes, par des douleurs spontanées et provoquées siègeant dans la zone d'accroissement des os longs, et suivi d'un accroissement rapide de la taille du sujet (1). Elle est due à l'exagération du travail physiologique des épiphyses, qui provoque les symptômes énumérés plus haut par la formation d'un produit toxique spécial. Ajoutons en terminant que, pour Rendon, la fièvre de croissance pourrait bien n'être qu'une simple fièvre de surmenage.

(1) Dans bien des cas elle semble être une forme très atténuée de l'ostéomyélite.

F. — Fièvre urémique.

En général, l'urémie s'accompagne d'un abaissement de température, ou, tout au moins, la température reste normale pendant l'évolution des accidents dus à cette intoxication.

Pourtant, il existe actuellement, même en dehors de l'éclampsie puerpérale, qui est une variété d'urémie avec hyperthermie, un assez grand nombre d'observations d'urémie dans lesquelles la températnre du malade a été constamment et notablement élevée. Parmi les auteurs français qui en ont publié des cas, citons Dumont (de Bordeaux), Moussons, Damaschino, Bouveret, etc. Chantemesse et Tenneson en rapportent trois observations dans un mémoire paru dans la *Revue de médecine* en 1885, puis dans la même publication, nous trouvons en 1891 un nouveau travail de MM. Richardière et Thérèse avec trois observations inédites.

Donc la fièvre, dans l'urémie, n'est plus l'exception, comme on l'avait cru jadis. Elle se rencontre le plus souvent dans les néphrites, néphrites aiguës ou chroniques. Dans les cas de néphrite aiguë, bien qu'on en ait dit, on ne peut expliquer l'élévation thermique par l'inflammation aiguë du rein qui, dégagée de toute complication, est loin d'amener une telle ascension du hermomètre.

De plus, l'urémie fébrile se voit encore à la suite de compression et dilatation des uretères, alors que l'on ne peut déceler la moindre trace d'inflammation. Une observation de Dumont (1) le prouve nettement.

Toutes les formes d'urémie peuvent s'accompagner d'hyperthermie ; dans l'urémie éclamptique où l'ascension thermique a été attribuée, et peut l'être, dans une certaine mesure, au désordre et à l'exagération des mouvements, dans l'urémie comateuse, où la production de chaleur par les convulsions ne peut plus être invoquée (obs. de Richardière) ; et aussi dans l'urémie délirante (un cas de Damaschino).

La marche de la température, chez les urémiques fébriles,

(1) Dumont. *Journal de médecine de Bordeaux*, 1882.

montre bien le rapport immédiat de l'hyperthermie et de l'intoxication. En effet, la température commence à s'élever, lorsqu'apparaissent les signes prémonitoires de l'urémie, elle atteint son maximum pendant la crise et redescend dès que les symptômes s'amendent ou disparaissent. Si la terminaison doit être fatale, la température reste élevée jusqu'à la fin, et peut même monter encore un peu avant la mort.

Les chiffres observés sont généralement élevés, et même très élevés, 39° le matin et 39,5, 40° le soir, sont des niveaux qu'il n'est pas rare de voir atteints ou dépassés. En effet, on a noté, assez féquemment, des températures encore plus hautes, 41,2 (Chantemesse et Tenneson), 43,1 (Bouveret).

Avec l'hyperthermie, on constate, également, l'accélération des battements cardiaques, 120, 130, 142 (Dumont). De même la respiration est plus fréquente; ce dernier signe manque pourtant assez souvent, car le rythme respiratoire de Chêyne-Stokes s'observe facilement dans l'urémie fébrile.

L'hyperthermie dans l'urémie ne paraît pas indiquer de pronostic spécial; elle se rencontre aussi bien dans les cas suivis bientôt de guérison complète que dans ceux où la mort ne tarde pas à survenir. Toutefois, sa disparition est d'un bon augure et annonce la cessation des phénomènes urémiques. En effet, une fois la température redevenue normale, on peut considérer la crise comme terminée.

Comment peut on expliquer cette élévation de température dans l'urémie ? Les inflammations viscérales concomitantes doivent être écartées, car les auteurs ont généralement eu soin de mettre de côté les faits douteux à ce point de vue; d'ailleurs dans plusieurs cas, l'autopsie a démontré d'une manière incontestable l'absence des complications. De même, l'on doit rejeter l'exagération des mouvements comme cause de chaleur anormale; cette explication, possible pour l'urémie convulsive, n'est pas admissible pour la forme comateuse.

L'œdème cérébral, avec sérosité plus ou moins abondante dans les mailles de la pie-mère et dans les ventricules ayant été noté dans plusieurs nécropsies, on a pensé que cette lésion pouvait jouer un certain rôle dans la production de l'hyperthermie.

Des expériences de Munck sembleraient d'ailleurs le prouver;

cet expérimentateur, injectant de l'eau dans la carotide d'un chien, voyait la température s'élever chez cet animal, et à l'autopsie, il constatait un œdème cérébral assez considérable. Otto et Bidder, reprenant ces expériences, arrivent à des résultats encore plus concluants. Pourtant une observation de Bouveret, où l'autopsie ne fit constater aucune lésion du cerveau, et, de plus l'existence de l'œdème cérébral n'étant dans certaines affections accompagnée d'aucune hyperthermie pendant la vie, démolissent presque complètement cette théorie. Il faut donc en revenir à la doctrine de l'intoxication qui peut être la cause de l'hyperthermie comme celle des autres phénomènes urémiques. Il est admissible, dit M. Richardière, dans son travail cité précédemment, que parmi les poisons excrétés normalement par le rein, et retenus dans l'économie quand ces organes cessent de fonctionner, il s'en trouve quelques-uns qui portent de préférence leur action sur le système nerveux en impressionnant directement les cellules nerveuses des centres thermogéniques.

Dans l'urine, il existe une substance hypothermisante bien mise en lumière par M. Bouchard, et une substance hyperthermisante vue par Binet, par M. Roger. Et dans l'auto-intoxication qui caractérise l'urémie, suivant que l'une ou l'autre des substances sera prédominante, l'affection s'accompagnera d'abaissement ou d'élévation de la température générale.

Observation XXV.

MM. Richardière et Thérèse in Revue de médecine 1891.

F..., âgé de 50 ans, employé d'octroi, entré à l'hôpital de la Pitié le 21 juillet 1880.

Pas de maladie antérieure.

F... entre à l'hôpital malade depuis quelques jours seulement. Il dit avoir eu froid pendant une nuit passée en plein air, dans une garde nécessitée par ses fonctions. A la suite de ce refroidissement, il a été pris de malaise. Le lendemain, il a uriné du sang et s'est mis à enfler.

Au moment de son entrée à l'hôpital, F... présente les signes de la néphrite épithéliale (œdème des paupières, des jambes et du scrotum, urines sanglantes, renfermant des globules rouges et des cylindres épithéliaux ; albuminurie intense).

Quelques jours après son entrée à l'hôpital, le malade se plaint de mal de tête et a des épistaxis répétées. La vue s'obscurcit.

Le 29 juillet, les symptômes d'urémie s'accentuent. La température du malade, normale jusqu'à ce jour, devient élevée. Le thermomètre marque 38,8 le matin, 39,2 le soir.

Le 30, le malade a quelques vomissements bilieux le matin.

Dans la soirée, il a des attaques d'éclampsie, caractérisées par des convulsions généralisées, de la perte de connaissance pendant les attaques et dans leur intervalle. La nuit se passe dans ces alternatives de convulsions et de coma.

La température est 39,2 le matin, 39,8 le soir. Pendant une des attaques convulsives, la température prise dans le rectum est de 40,2.

Le 31, les crises éclamptiques continuen . La température est de 39°. Sur les conseils de M. Peter, nous pratiquons au malade une saignée de 400 à 500 grammes.

Après cette saignée, les crises éclamptiques cessent de se produire.

Le malade sort du coma et répond aux questions qu'on lui adresse. La température vespérale est de 37°.

Le 1er août. Pas de nouvelles crises éclamptiques. Le coma a disparu à peu près complètement.

La température reste normale matin et soir.

Du 1er au 6. Rien de particulier. Le malade n'urine plus du sang, mais les urines restent peu abondantes et chargées d'albumine.

Le 7. Au soir, nouvelle ascension du thermomètre qui marque 38,5. En même temps, le malade se plaint de souffrir de nouveau de la tête. Il dit que sa vue redevient trouble.

Par mesure de précaution, et redoutant une nouvelle crise urémique nous pratiquons une saignée de 400 grammes.

Le 8. Au matin, le malade se sentait très soulagé. Sa température était normale. La menace d'urémie était écartée.

Depuis lors, pas de nouvelle crise d'urémie. La température reste normale jusqu'à la sortie du malade qui quitte l'hôpital débarrassé de son œdème, ayant des urines encore albumineuses, mais normales comme quantité.

Tableau des températures de F...

Dates.	Matin.	Ssir.	Dates.	Matin.	Soir.
—	—	—	—	—	—
27 juillet..........	36,8	37,4	3 août.........	36,8	37,2
28 —	36,6	37,5	4 —	37,2	37,4
29 —	38,8	39,2	5 —	37,4	37,4
30 —	39,2	39,8	6 —	37	37,4
31 —	39	37	7 —	37,2	38,6
1 août...........	37,4	37,6	8 —	37,6	37,8
2 —	36,8	37.4			

Observation XXVI.

H. Gillet. Revue de médecine, 1892.

Dr... (Adrien), âgé de 28 ans, entre à l'hôpital Tenon, dans le service de M. le Dr Huchard, salle Axenfeld, n° 3, le 27 février 1882.

Le malade est dans le coma. Sa mère nous dit qu'il avait de la bronchite chronique depuis quelque temps et qu'il avait craché du sang. Excès alcooliques légers.

27 février. Le malade ne répond pour ainsi dire à aucune question. Il dit cependant — non — lorsqu'on lui crie fort en lui demandant s'il a mal à la tête. Impossibilité de lui faire tirer la langue.

Pas de paralysie des membres.

Exagération des réflexes patellaires des deux côtés.

Convulsions épileptiformes avec écume à la bouche, soit spontanées, soit provoquées lorsqu'on soulève le malade. Le 26 au soir, et le 27 au matin, fortes crises d'une durée de cinq minutes.

Tremblement fibrillaire au moindre attouchement.

L'hyperexcitabilité musculaire s'étend aux sphincters ; on a du mal à franchir avec la sonde uréthrale la région prostatique et le sphincter vésical. On n'obtient du reste que quelques centimètres cubes d'urine trouble, qui ne donnent pas une réaction nette et qu'on ne peut recommencer à cause de la petite quantité retirée.

Hyperesthésie cutanée manifestée par des cris lorsqu'on touche le malade et des secousses musculaires.

Sur la pommette droite, plaque rouge persistante de 2 centimètres de diamètre (le malade n'est pas couché de ce côté) ; 3 pustules d'acné sur le front à droite.

Pas d'inégalité pupillaire.

Athérome des artères radiales.

Battement des artères du cou.

Au cœur, à la base, léger souffle correspondant sensiblement à la diastole.

Pouls 100. Température matin 37,1, soir 37,9.

Crache un peu de sang, quelques râles fins aux bases pulmonaires.

Pas de liséré saturnin.

Prescription : lavement purgatif au miel de mercuriale, sulfate de soude et infusion de séné.

4 sangsues de chaque côté, derrière les oreilles.

Le 28. Même état. Alternatives de coma et de convulsions.

L'urine contenue dans l'urinal a laissé un dépôt blanc. Elle précipite abondamment par l'acide nitrique ainsi que par la chaleur ; le précipité d'albumine est coloré en rose.

Température, matin, 39,5, soir 39,8.

1er mars. Température matin 41°, mort à 8 heures du matin.

Autopsie. — Cerveau, méninges congestionnées, mais pas de lésions de la substance encéphalique sur les coupes méthodiques.

Poumons. Œdème des deux bases, pas de tubercules.

Cœur sain, pas de lésions d'orifices, pas d'athérome aortique, les valvules sont suffisantes et saines.

Rate diffluente, non hypertrophiée.

Foie, périhépatite légère ; à la coupe, tissu un peu résistant, mais pas de cirrhose.

Intestins, pas d'ulcération intestinale.

Reins, petits, jaunâtres, à surface mamelonnée, à grains moyens, capsule adhérente ; à la coupe, atrophie extrême de la substance corticale, substance médullaire blanchâtre (petit rein gras granuleux type).

Observation XXVII.

Richardière et Thérèse. Revue de médecine, 1891.

C..., âgé de 22 ans, employé de commerce, entré à la maison Dubois, le 4 août.

Antécédents pathologiques : rougeole dans l'enfance. A 19 ans, blennorrhagie, qui a laissé à sa suite un rétrécissement uréthral peu marqué.

C... est tombé malade à la suite d'un séjour d'un mois dans un local humide et privé de lumière. Les forces ont diminué. Il a eu des maux de tête ; son appétit a disparu. Un mois avant son entrée à la maison de santé, le malade s'est aperçu que ses chevilles et ses bourses étaient œdématiées.

État à l'entrée à l'hôpital. Il existe des signes non douteux de néphrite interstitielle. On constate de l'œdème des jambes et du scrotum. Les urines claires et abondantes renferment une faible quantité d'albumine. Le cœur est hypertrophié. Les bruits ne sont pas dédoublés. Il existe seulement une sorte de roulement présystolique. Au moment de l'entrée à l'hôpital, et les quatre ou cinq jours qui ont suivi l'entrée, la température était normale.

Le 8 août, les urines deviennent rares. Le malade a du délire. Il quitte sa chambre sans motif et refuse d'y rentrer. Il a des épistaxis. La température monte à 39,8.

Le 9, crises d'éclampsie avec morsure de la langue, convulsions généralisées des quatre membres. Dans l'intervalle, coma avec respiration stertoreuse.

La crise d'éclampsie urémique dure cinq jours, pendant lesquels la température est constamment élevée. Elle cède à des saignées. Alors la température redevient normale.

Pendant le séjour du malade à la maison Dubois, on constate des modifications importantes du cœur, qui prend peu à peu le rythme de galop.

Tableau des températures de C...

Dates.	Matin.	Soir.	Dates.	Matin.	Soir.
4 août...........	37,2	37,4	14 août..........	38,2	38,4
5 —	36,6	36,8	15 —	37,8	37,6
6 —	36,6	37,6	16 —	37,2	37,4
7 —	36,8	37,8	17 —	37,2	37,4
8 —	37,4	39,8	18 —	36,8	36,8
9 —	39,6	39,4	19 —	36,6	37,2
10 —	37,8	38,8	20 —	37,2	36,8
11 —	38,4	38,8	21 —	36,8	37,2
12 —	38,6	38,6	22 —	36,8	36,8
13 —	38,4	38,8	23 —	36,8	37,6

G. — Fièvre hystérique.

La fièvre et les troubles nerveux, en général, et parmi eux, l'hystérie, affectent des rapports qu'il est utile tout d'abord de bien préciser. Dans l'hystérie, on peut constater parfois la fièvre. Or, si l'aphorisme ancien était vrai — *febris spasmos solvit* — la fièvre de l'hystérie devrait guérir l'hystérie : ce qui n'est pas. Dans certaines pyrexies graves, telles que la dothiénentérie par exemple, une hystérie antérieure peut quelquefois diminuer, cesser même, quitte à reprendre après la maladie. Mais on la voit quelquefois durer tout le temps de la fièvre, se manifestant par des accidents convulsifs, par des troubles psychiques. De plus, l'hystérie peut éclater rarement, il est vrai, dès le début de la fièvre typhoïde, et très fréquemment au déclin de l'affection, de même qu'elle apparaît à la suite de maladies graves qui ont laissé le système nerveux débilité, détraqué, comme l'on dit vulgairement.

Il n'y a donc pas antagonisme entre l'hystérie et la fièvre, et il n'est pas interdit à l'hystérie qui simule tout, de simuler la fièvre (1). D'ailleurs, des observations probantes existent qui démontrent la possibilité d'une élévation de température chez les hystériques sans l'intervention d'aucune complication inflammatoire. Il est bien entendu que ce nom de fièvre hysté-

(1) Boulay. *Gazette des hôpitaux*, décembre 1890.

rique ne doit pas être appliqué aux ascensions thermiques qui surviennent à la suite de crises violentes et répétées et ne sont dues qu'à l'exagération de l'activité musculaire.

Nous avons dit que l'hystérie a bien le droit de simuler la fièvre ; le malheur est que les hystériques cherchent à simuler, et y arrivent souvent, des symptômes qu'ils n'ont pas, et, entre autres, la fièvre. La simulation est, en effet, une cause d'erreur très fréquente. On connaît le cas rapporté par M. Du Castel à la Société médicale des hôpitaux, d'une hystérique qui faisait monter la colonne mercurielle en percutant à petits coups de doigt le thermomètre placé dans l'aisselle. Nous-même, dans le service de M. Bouchard, à l'hôpital Lariboisière, avons été témoin d'un cas où la malade prenait soir et matin, depuis quelque temps, la température de la boule d'eau chaude placée dans ses draps. En général, on doit se méfier des températures trop élevées, qui, par leur exagération même, trahissent la supercherie. Pour se mettre à l'abri de l'erreur, il faut que l'observateur prenne lui-même, chaque fois, la température. Et encore doit-on s'assurer qu'un lavement chaud, par exemple, pris peu d'instants auparavant, n'a pas communiqué au rectum une chaleur artificielle, comme cela a été vu quelquefois ; un certain temps est nécessaire pour le rétablissement de la température normale de l'intestin. Cette fièvre dans l'hystérie a tour à tour été admise ou niée, selon les écoles, considérée par les auteurs comme essentielle ou symptomatique d'une lésion concomitante. Aujourd'hui encore, malgré des cas, qui semblent certains, de M. Debove, de M. Barié, malgré plusieurs travaux publiés pour prouver son existence et sa réalité, elle n'a pas encore gagné l'unanimité des suffrages, et des réserves sont faites à son sujet par quelques observateurs

En tout cas, la caractéristique absolue de cette fièvre est la plus grande irrégularité ; elle est capricieuse, et l'on pourrait difficilement présenter deux tracés thermométriques non pas même semblables, mais comparables. Elle peut atteindre des degrés très élevés, 39°, 40°, 41°, quelquefois ; la durée est fort variable ; il en est d'éphémères, de courtes, il en est, au contraire, de considérablement prolongées, trois ans (cas de M. Debove). Elle revêt des formes différentes selon les malades, et change même parfois de marche chez le même individu ; elle peut être continue, rémittente, intermittente. La défervescence se fait brusquement, du jour au lendemain. Somme toute, on le voit, pas de type fébrile bien défini. La plupart des cas publiés concernent des femmes, on l'a pourtant observée aussi chez l'homme (Chauveau).

Des essais nombreux de classification en ont été proposés, basés sur l'existence de tel ou tel signe. Nous citerons seulement la division en 2 groupes comprenant : le premier, les faits où la fièvre est l'unique ou mieux le principal symptôme ; le second, les faits dans lesquels l'hyperthermie s'accompagne de phénomènes simulant, de plus ou moins près, une affection viscérale.

Du premier groupe, fièvre hystérique proprement dite, ou essentielle, nous en avons dit les caractères saillants. Dans le deuxième, sont rangés les cas de :

1° Fièvre avec pseudo-fièvre typhoïde (cas de Rigal), avec langue sèche, frisson, diarrhée, stupeur, puis hémianesthésie droite. Une nouvelle observation de Hanot a été présentée, cette année à la Société médicale des hôpitaux (avril 1893). On peut remarquer combien le diagnostic est ici difficile, car il est bien permis à une hystérique d'avoir incidemment un embarras gastrique fébrile, un typhus abortif.

2° Fièvre avec pseudo-méningite (observation de Boissard et Dalché, de Chantemesse) ; tous les symptômes d'une méningite peuvent se rencontrer : céphalée, torpeur, délire, coma, vomissements, pouls lent, troubles de vascularisation, etc.

3° Fièvre avec pseudo-affections graves du cœur et du poumon, constituée par la tachycardie, la toux, la congestion pulmonaire, la dyspnée intense, etc. (Observations de Todd, d'Axenfeld, de M. Huchard.)

4° Fièvre avec pseudo-péritonite, (Putnam Jacobi, Bressler.)

5° Fièvre pseudo-paludéenne. (Gagey, Charcot.)

Dans tous ces groupes, le diagnostic a été établi par des signes divers de l'hystéric ; chez une malade de M. Bouchard, atteinte de pseudo-méningite, il y avait de l'anesthésie pharyngée ; d'autres ont des attaques manifestes d'hystérie ; d'autres ont des troubles de la sensibilité etc.

En présence de la fièvre hystérique, on est à peu près désarmé ;

le sulfate de quinine, même dans les formes intermittentes, l'antipyrine, les antipyrétiques en général sont à peu près sans action ; quelque fois le bromure de potassium a semblé légèrement efficace ; le traitement, en somme, se confond avec celui des autres accidents de la névrose.

Parmi les théories avancées pour expliquer la pathogénie de la fièvre hystérique, nous ne voulons en retenir que deux ; d'abord, le dérèglement du système nerveux : pour M. Bouchard (1), non seulement l'hystérie peut faire de la fièvre, mais elle doit faire de la fièvre, car c'est une névrose universelle portant sur toutes les fonctions du système nerveux, agissant soit en les excitant soit en les déprimant, excitations ou dépressions qui sont passagères ou durables ; puis l'auto-intoxication : l'hystérie qui excite ou paralyse la sensibilité (névralgie ou anesthésie) qui excite ou paralyse la motilité (contracture ou paralysie) etc., agit de même sur la nutrition, elle entrave ou stimule la vie des cellules. Voici la preuve de l'arrêt de la nutrition chez les hystériques. M. Bouchard a étudié, en 1872, les vomissements si fréquents chez ces malades. Quand, lassées de vomir tout ce qu'elles prennent, elles en arrivent à s'abstenir de toute alimentation, elles ne maigrissent pas. C'est ainsi qu'un sujet, suivi pendant un mois, ne perdit que 1.000 à 1.500 gr. bien qu'elle n'ingérât que des aliments insignifiants, presque nuls. Or ses urines étaient pâles, très peu denses, 1.004 ou 1.003, presque comme de l'eau, contenant à peine de matières ; l'urée était descendue à 1 gramme, même 0 gr. 75 par vingt-quatre heures. Et pourtant, quand on ne mange pas, en général, les urines ont une densité assez forte, et contiennent beaucoup de matières, un peu moins cependant qu'à l'état normal. Il y a, en effet, autophagie, l'organisme se mange lui-même.

De plus, la quantité d'acide carbonique exhalé a été trouvée bien diminuée par Empereur. En un mot, très peu de matière organique se détruit, la nutrition est ralentie, presque arrêtée, la vie cellulaire est entravée, suspendue, presque anéantie.

A côté de ce trouble produit par l'hystérie, existe le trouble

(1) Ch. Bouchard. Cours de 1893.

inverse, l'azoturie, sans polyurie. Cet état se rencontre surtout chez la jeune fille : il correspond à une tristesse accentuée, la sécheresse de la peau, la constipation : les urines sont peu abondantes, mais contiennent un excès parfois très notable d'urée et de phosphate, signes d'une destruction exagérée de matière. Dans ce cas, l'hystérie stimule la nutrition et rend la vie cellulaire beaucoup plus intense. On peut concevoir que cette viciation de la nutrition est capable de causer la sécrétion de substances thermogènes dans l'hystérie aussi bien que dans les affections que nous avons déjà étudiées, et que dans d'autres que nous verrons par la suite.

H. — Fièvre ganglionnaire.

Ce nom désigne une affection peu connue et non classée bien que se manifestant par des symptômes assez caractéristiques.

Décrite pour la première fois par le Dr Pfeiffer (*Revue des maladies de l'Enfance* 1889), elle fait l'objet d'une seconde communication présentée par le Dr Stark en 1891 et comprenant 12 observations analogues aux faits de Pfeiffer.

Voici le résumé de cette note : Il s'agissait d'enfants âgés de 2 à 8 ans, et qui présentèrent, le plus souvent subitement, ou après quelques jours d'un malaise, une fièvre assez vive, accompagnée d'agitation, de céphalalgie, de vomissements, de courbature, et surtout d'une tuméfaction très nette d'un grand nombre de ganglions cervicaux, principalement derrière et au-dessous du tiers supérieur du muscle sterno-cléido-mastoïdien. Tantôt l'affection était unilatérale; d'autrefois, au contraire, tout le pourtour du cou était envahi par le processus.

Dans un certain nombre de cas, les ganglions sous-maxillaires devinrent à leur tour le siège d'une tuméfaction plus ou moins intense.

En général, ces lymphômes n'étaient pas douloureux spontanément, mais ils devenaient sensibles à la palpation, et gênaient quelque peu les mouvements de la tête. En même temps que ces gonflements des ganglions cervicaux, beaucoup de malades présentaient une légère coloration de la cavité bucco-pharyngienne, avec quelques difficultés de la déglutition. Dans d'autres cas, on pouvait noter une toux de moyenne intensité, sans aucun signe anormal du côté du poumon. Chez un enfant, la toux était nettement convulsive comme dans les cas de tuméfaction des ganglions bronchiques.

Les ganglions lymphatiques des autres régions, aisselle, aine, etc. ne présentaient jamais rien de particulier. La plupart des malades accusaient une légère douleur, surtout dans le voisinage de l'ombilic, lorsqu'on pratiquait la palpation du ventre; il est fort possible, comme le fait remarquer Pfeiffer, que cette douleur ait été le résultat d'une certaine tuméfaction des ganglions mésentériques. Chez un malade, le foie et la rate étaient notablement augmentés de volume : dans un autre cas, l'auteur observa une néphrite récente.

L'appétit, chez presque tous les malades, était considérablement diminué; il existait de la constipation. Urine normale. La température oscillait entre 37,5, 39° et 40°.

Le pouls était en rapport avec la température.

Le plus souvent, dès le lendemain ou le surlendemain, la fièvre a disparu; mais à côté de ces véritables fébricules, il existe toute une série de cas où la maladie, par suite de poussées successives, présente une durée de huit à dix jours.

Rien dans les antécédents ne pouvait expliquer l'apparition presque subite de ces accidents. Les enfants, à part une seule observation où il s'agissait de syphilis congénitale, provenaient de parents bien portants; il n'y avait, en particulier, chez eux, aucune trace de tuberculose ni de scrofule; ils n'avaient été atteints antérieurement d'aucune maladie infectieuse qui aurait pu laisser une tendance aux tuméfactions ganglionnaires; au moment de l'apparition de ces accidents, les symptômes initiaux d'une maladie infectieuse quelconque faisaient complètement défaut.

D'autre part, la cavité bucco-pharyngienne était saine chez tous les malades; ils n'avaient été exposés à aucun traumatisme, soumis à aucun refroidissement, ils ne souffraient pas d'embarras gastrique.

La circonstance qui a particulièrement frappé l'auteur est la constipation, qui était la règle chez tous ses petits malades.

Cette stagnation des matières fécales dans l'intestin pourrait bien, suivant le Dr Stark, en favorisant la production d'un agent infectieux ou d'une substance toxique, être la cause première de cette affection ; nous croyons alors pouvoir la comprendre dans le groupe des fièvres par auto-intoxication dont nous nous occupons.

I. — Fièvre dans la leucocythémie.

Dans la diathèse lymphogène, dans deux formes de cette affection, la leucémie et la pseudo-leucémie, on observe chez certains malades, indépendamment de tout travail inflammatoire saisissable, une fièvre rémittente ou intermittente qui peut se manifester plusieurs mois avant la mort et persister jusqu'à la fin avec des irrégularités plus ou moins notables.

M. Jaccoud qui cite ces faits dans ses cliniques (1), attribue à cette fièvre la cause qu'il donne à la fièvre de la chlorose, c'est-à-dire l'anoxémie persistante qui résulte, dans les deux formes, de l'altération profonde de l'élément globulaire du sang.

Ailleurs nous voyons (2) que la leucocythémie, une fois constituée, peut présenter des petits accès fébriles passagers. Quand la maladie approche du terme fatal, la fièvre devient permanente. Il existe un cas de Uhle dans lequel la température, pendant les dernières semaines, s'est constamment maintenue à 1°, 1,5 plus haut que la normale. Schwarz a, de son côté, publié la courbe thermique d'un malade suivi pendant cinq mois. On y constate que la température est très rarement normale ; elle fait des oscillations énormes sans type saisissable, et atteint parfois jusqu'à 41,6 dixièmes.

Nous dirons ici, comme à propos de la fièvre dans la chlorose, que nous ne croyons pas l'état fébrile causé par l'anoxémie, comme pense Jaccoud. En effet, à l'assemblée des médecins Allemands tenue à Heidelberg en 1889, à propos d'un cas de leucémie aiguë très accusée rapporté par A. Westphal, avec élévation thermique considérable, Erb de Heidelberg et Mossler se basant sur des essais très nombreux, proclament l'inefficacité des inha-

(1) Jaccoud. Leçon de clinique médicale (21 juin 1884).
(2) Jaccoud. Traité de pathologie interne (édition 1883).

lations d'oxygène dans cette affection, et disent qu'aucun des symptômes, et parmi eux la fièvre, n'a été atténué par cette médication.

Pour notre part, nous avons tendance à faire d'une auto-intoxication quelconque la cause de la fièvre, ici tout comme dans la chlorose.

J. — Fièvre dans le cancer.

Certains auteurs ont signalé un mouvement fébrile dans la cachexie cancéreuse ; les uns l'ont dit rare et lié presque toujours à des lésions de voisinage, d'autres l'ont nié et ont fait de son absence un des éléments du diagnostic avec la cachexie tuberculeuse. Bayle dit, dans le dictionnaire de 60 volumes à l'article Cancer. « Un des principaux caractères de la cachexie cancéreuse est qu'en général la fièvre s'y joint fort tard et manque même parfois entièrement. »

Pour Grisolle, la plupart des malades restent sans fièvre, et s'il y en a à la dernière période, elle est le plus souvent symptomatique de quelque complication phlegmasique ; en tout cas, les gens atteints de cancer du foie sont apyrétiques comme tous les cancéreux.

Monneret pourtant note, à une période un peu avancée, un état fébrile soit continu, soit rémittent, soit intermittent ; il ajoute que la fièvre s'allume s'il existe de la suppuration ou quelque complication inflammatoire, que normalement le cancer hépatique est apyrétique comme les autres. Mais, au mois de mai 1855, dans les *Archives générales de médecine*, il revien, sur ce sujet, et parle d'une fièvre symptomatique, propre au cancer du foie, en dehors de toute lésion de voisinage. Il fait même de cette élévation thermique un des signes différentiels du cancer de l'estomac.

Murchison, en 1875, prétend que la fièvre dépend absolument du cancer lui-même, contrairement à Wunderlich qui soutenait qu'elle était généralement dépendante des complications.

A la Société de chirurgie, en 1878, le professeur Verneuil lit une communication dont nous ne rapportons ici que les conclusions : 1° une fièvre plus ou moins intense, plus ou moins prolongée peut naître et persister sous l'influence de néoplasmes simples en apparence, n'offrant aucune des dégénérescences locales, ni des complications éloignées ou générales, réputées capables d'élever la température, 2° le remède à cette fièvre est l'ablation des néoplasmes susdits. Ce travail reposait sur deux cas, l'un de tumeur fibro-colloïde de la cuisse gauche, l'autre de sarcome de la cuisse gauche, accompagnés l'un et l'autre d'un mouvement fébrile intense qui disparut immédiatement après l'extirpation des tumeurs après avoir duré quinze jours chez l'un des malades, un mois chez le second, sans avoir présenté de type régulier, mais résistant à toute sorte d'agents antipyrétiques. L'intégrité complète de tous les organes avait été prouvée par des examens répétés et minutieux ; aucune tendance à la généralisation, aucune phlegmasie.

Vers la même époque, Estlander d'Helsingfors, étudiant surtout la température locale des sarcomes, ne mentionne qu'en passant l'état fébrile.

Puis le Dr Gilbert, dans sa thèse sur *Le cancer massif du foie*, 1886, dit que la température demeure ordinairement physiologique, ou parfois atteint le soir 38°, 39°, 39,5. Le pouls, qui reste normal le plus souvent, peut cependant devenir un peu accéleré ou irrégulier.

Dans leur ouvrage sur *Les maladies du foie*, Hanot et Gilbert reprennent incidemment cette question de la fièvre dans le cancer hépatique. Nous venons de voir ce qui a trait au cancer massif; dans le cancer nodulaire, la température est en général normale ; pourtant on observe parfois une ascension légère dans les quelques jours qui précèdent la mort, parfois l'ascension se montre dès le début de l'affection, avec des oscillations entre 38° et 39° qui persistent jusqu'à la dernière période.

Enfin, dans quelques cas, la fièvre reste, soit dès le début du cancer, soit après une phase prodromique plus ou moins longue et en dehors de toute complication, d'une intensité inusitée qui imprime à la maladie un aspect tout particulier, de sorte que c'est avec une affection fébrile aiguë que le diagnostic sera à faire.

Le cancer secondaire du foie peut aussi revêtir la forme fébrile. Murchison a rapporté un fait dans lequel la température, normale le matin, s'élevait notablement le soir.

Dieulafoy, chez un de ses malades, a vu le thermomètre marquer, le soir, jusqu'à 39°.

La fièvre est constituée, pour Monneret, par une série de petits accès fébriles quotidiens ; parfois il y en a deux chaque jour. Ils sont exacerbants, et entés sur une fièvre continue tantôt légère, tantôt intense. Dans un cas, la fièvre avait adopté le type intermittent, avec frisson, chaleur, sueur. Pour Verneuil, il n'y a pas de forme bien définie, l'écart entre les chiffres du matin et du soir est tantôt de quelques dixièmes à peine, et tantôt de 1°, 1,5, 2°. Hanot et Gilbert, adoptant les idées de Monneret, décrivent : 1° un type fébrile continu qui débute avec fracas, par des frissons, du malaise, de la courbature et est d'emblée très intense : rougeur de la face, sécheresse de la langue, haleine fétide ; tous ces symptômes ne cessent pas jusqu'à la mort, et 2° un type fébrile rémittent; le matin, température normale ou presque normale ; l'après-midi ou la nuit, exacerbations marquées par des frissons, des sueurs ; la langue est blanche, la soif vive, l'appétit nul, et les urines sédimenteuses.

Plusieurs théories bien différentes ont été proposées pour expliquer cette fièvre du cancer ; et à l'heure actuelle, la pathogénie n'en est pas encore complètement élucidée. Passons en revue les principales opinions des auteurs.

Pour certains, et parmi eux, Hanot et Gilbert, la fièvre est, dans le cancer, l'indice d'une pullulation active des éléments cancéreux. Elle annonce une marche suraiguë du néoplasme et présage une mort prochaine. « Il est naturel de supposer, disent-ils, que la fièvre est, là, le résultat de la division et de la multiplication exceptionnellement rapide des éléments néoplasiques. » C'est ce qu'avait proclamé M. Peter, en sens général : « en pathologie, comme en mécanique, partout où il y a un travail accompli, il y a calorique dégagé ». Pour ces auteurs, le thermomètre appliqué sur l'hypochondre droit, dans le cancer du foie, donnerait une température supérieure à la normale. C'est d'ailleurs le résultat auquel était arrivé Estlander, d'Helsingfors, qui voit, entre deux points correspondants une hyperthermie local du côté de la tumeur, pouvant atteindre 1 à 1,5.

La clinique semble donner raison à cette doctrine; en effet, la fièvre se rencontre surtout dans les cas de cancer rapide, de carcinose miliaire par exemple.

D'autres veulent que l'état fébrile soit mis au compte des troubles gastriques qui sont constants dans le foie cancéreux, et s'appuient sur ce fait que dans le cancer massif, par exemple, il y a acholie. La bile manquant dans le tube digestif, la putréfaction intestinale est extrême, les fèces sont d'une fétidité excessive, et la masse des intestins est distendue au maximum par les gaz.

Depuis quelques années, on a émis l'idée que le cancer était peut-être une maladie infectieuse, il est encore absolument impossible aujourd'hui de savoir à quoi s'en tenir sur ce point.

Pour Lucke, pour Verneuil, il y a au milieu des tumeurs une grande quantité de matériaux en voie de régression, et la pénétration de ces tissus en nécrobiose dans le sang aurait pour effet d'allumer la fièvre. D'après Estlander, l'élévation thermique locale serait la conséquence naturelle de la richesse des tumeurs en vaisseaux; mais, de plus, ce chirurgien croit qu'il existe une autre source de chaleur due aux différents processus qui se passent au milieu des éléments cellulaires des sarcomes. Rien ne dit que, dans les sarcomes à développement rapide, les éléments cellulaires ne se comportent point comme en cas de formation d'un abcès, cas dans lequel les changements et les réactions qu'ils subissent, s'accompagnent de chaleur locale et de fièvre. L'auteur ajoute que, comme preuve de ce qu'il avance, plusieurs fois la fièvre disparut le lendemain de l'opération comme si l'on avait ainsi supprimé un foyer septique. En somme, dans le cancer, sont fabriqués des produits toxiques qui sont pris par la circulation ; c'est le suc cancéreux qui cause l'intoxication.

Enfin, pour un dernier groupe d'observateurs, la fièvre du cancer est encore bien le résultat d'une intoxication ; seulement, ici, la substance toxique n'est plus sécrétée par la tumeur elle-même, mais bien par les cellules de l'organisme qui souffrent du fait de la tumeur; autrement dit, la présence du cancer dans l'économie n'est pas sans altérer profondément toutes les cellules de l'individu, et ces troubles dans les phénomènes nutritifs seraient analogues à ceux que l'on rencontre dans la goutte ou la chlorose par exemple, et amenant à leur suite, ainsi que ceux-ci, un état de déchéance organique caractérisé, entre autres symptômes, par la fièvre.

Ce serait donc encore une fièvre par auto-intoxication. Nous ne voulons certes pas décider, entre ces théories, celle qui doit emporter les suffrages, nous croyons même que chacune contient une part de vérité. Nous ne cacherons pas pourtant nos préférences pour la dernière qui est soutenue de l'autorité de savants éminents. La réalité des troubles nutritifs a été d'ailleurs constatée par la généralité des auteurs.

C'est ainsi que A. Robin, dans un article sur *l'Urée et le Cancer*, publié en 1884, voit le chiffre de l'urée constamment abaissé dans le cancer. Dans un cas rapporté par Hanot et Gilbert où des dosages d'urée avaient été faits à plusieurs reprises, les doses de cette substance, par vingt-quatre heures, ont été de 4 grammes, puis 2 grammes et plus tard 1 gramme et même 0 gr. 50.

Des travaux de Rommelaère l'ont amené à déclarer que le cancer s'accompagnait non seulement d'hypoazoturie, mais aussi d'hypophosphaturie. Maixner et Pacanowski constatent encore la peptonurie. Pour Fr. Müller, l'élimination des substances azotées est beaucoup plus considérable que la quantité d'azote fournie par les aliments.

Le Dr Le Gendre, dans le *Nouveau traité de médecine* (1891), ajoute que la toxicité spéciale de l'urine des cancéreux, l'apparition, chez certains d'entre eux, d'un coma rappelant le coma diabétique, sont des arguments en faveur de l'auto-intoxication dans le cancer.

Klemperer admet aussi cette intoxication amenant la cachexie cancéreuse.

M. Hallopeau, dès 1884, avait déjà écrit dans ce sens que la cachexie causée par les tumeurs malignes est suffisamment expliquée par les différentes causes d'affaiblissement et de détérioration de l'organisme dans le cancer, et que « point n'est besoin, pour en rendre compte, d'invoquer, avec Rindfleisch, une intoxication purement hypothétique par les produits émanés de la tumeur ».

Nous pensons donc que, d'après la pathogénie, il est logique de placer la fièvre du cancer à côté de celles que nous avons décrites précédemment.

Observation XXVIII (résumée).

Murchison. *Gazette des Hôpitaux*, 4 décembre 1875.

Il s'agit d'un jeune homme exerçant la profession de charpentier, âgé de 24 ans. A la suite de fatigues excessives, il éprouve une douleur vive du testicule gauche avec gonflement. Cela se passe six mois avant son entrée à l'hôpital. Plus tard, il commença à ressentir une pesanteur dans l'hypochondre droit avec augmentation de volume du foie.

Tous ces symptômes s'aggravent rapidement, sueurs nocturnes, émerciation rapide.

A son entrée à l'hôpital, température de 101,3 Farenheit. Le foie descend jusqu'à la crête iliaque et s'élevait à un pouce et demi au-dessus du mamelon ; sa surface était lisse, tendue ; un peu d'ictère, pas d'ascite.

Urine ayant une densité de 1.018, avec un peu d'albumine.Le malade tousse un peu et présente quelques râles en arrière des poumons. 120 pulsations.

Les symptômes s'accentuèrent de plus en plus, et la mort survint après quelques jours de délire. Une seule fois, il y eut un frisson violent suivi de chaleur et de sécheresse de la peau.

Pendant tout ce temps la température s'était maintenue dans les environs de 100° Farenheit.

A l'autopsie, on trouva le foie très volumineux et infiltré de tissu cancéreux vasculaire. Il n'y avait pas de péritonite récente, ni aucune trace de processus inflammatoire dans le tissu hépatique lui-même. Les ganglions abdominaux et le testicule gauche étaient également infiltrés de tissu cancéreux. Les deux poumons présentaient des foyers analogues,mais sans aucune trace d'inflammation récente.Le cœur était parfaitement sain.

Le diagnostic pendant la vie avait été des plus difficiles en raison de l'élévation de température, de l'âge du malade (24 ans), de l'affection testiculaire, de l'apparition de phénomènes cérébraux et du frisson survenu peu de temps avant la mort, et l'on avait conclu à une inflammation pyohémique du foie.

OBSERVATION XXIX (résumée).

Due à M. Verneuil. (Thèse de Aussourd, Paris, 1882.)

Julien (Jeanne),55 ans,domestique, entre à l'hôpital de la Pitié, salle Saint-Augustin, 29, le 12 octobre 1877, pour une tumeur ancienne de la cuisse gauche. Elle a la figure ridée,le teint terreux,l'air fatigué. Pas d'antécédents scrofuleux. A 30 ans, pour la première fois, accidents rhumatismaux se traduisant par des fluxions articulaires multiples d'une certaine intensité, se répétant d'intervalle en intervalle, et empêchant la marche au moment de leur apparition.

Du reste, la mère de la malade était franchement rhumatisante et l'un de ses fils est mort à l'âge de 20 ans, des suites d'une affection cardiaque consécutive, elle-même, à trois attaques de rhumatisme articulaire aigu.

Description de la tumeur, siégeant au niveau du triangle de Scarpa, du volume des deux points d'un adulte, ferme, bosselée, mobile sur les parties profondes, adhérente en certains points à la peau ; nombreuses veines dilatées. Pas de ganglions inguinaux. Pas de douleurs, aucun trouble dans le membre. Le début de la tumeur remonte à six ans ; depuis un an, elle s'est développée d'une façon plus rapide, surtout dans les trois derniers mois. Quelques douleurs apparaissent, très supportables.

La marche n'est nullement gênée.

L'état général devient de moins en moin bon, les forces diminuent, pas d'appétit, et petite toux fatigante. Dès le mois de juillet, accès fréquents de fièvre.

Elle se présente ainsi à l'hôpital,maigre,pâle,affaiblie,avec un bruit de souffle anémique et toutes les apparences d'une cachexie commençante. La température, prise deux fois par jour, dénote tout d'abord une fièvre continue évidente, 38° le matin, 39° le soir.

Soupçonnant une fièvre intermittente ancienne, on donne à la malade 60 centigr. de sulfate de quinine; pendant deux jours température à 37°, puis le tracé remonte ensuite. La quinine est redonnée trois jours de suite, sans résultat. Le paludisme mis de côté, on explore très minutieusement tous les viscères, ce que la maigreur rendait aisé. L'analyse des urines, pratiquée à plusieurs reprises, et ces explorations répétées ne donnent aucun éclaircissement sur cette fièvre, que l'on attribue alors au néoplasme lui-même.

L'état général s'aggrave. La température devient très irrégulière, ainsi qu'en témoignent ces quelques chiffres :

Le 5 novembre, le soir, 39°.

Le 6, matin, 37°.

Le 7, matin, 38,5.

Le 8, matin, 36,2.

Le 11, matin, 37,4, soir, 39,6.

Le 12, matin, 37,2. Opération. La tumeur est enlevée au thermocautère. La quantité de sang perdue est minime. Le soir, après une journée fort calme, la température tombe à 36,4.

Le 13, matin, 37°. Pas de malaise, pas de douleur.

Puis le tracé thermométrique oscille entre 37° et 37,5 ou 37,8 pendant les cinq premiers jours, et entre 37° et 37,2, la semaine suivante.

La malade a quitté l'hôpital guérie.

La tumeur, examinée par M. Nepveu, est un sarcome fasciculé, tumeur fibro-plastique.

Observation XXX (résumée).

In thèse d'Aussourd. Paris, 1882.

La nommée N..., 49 ans, entre à l'hôpital Necker, le 9 novembre 1881, service de M. Grancher. Pas de maladies antérieures. Habitudes alcooliques. Depuis trois mois, malaises consistant principalement en troubles gastriques peu accusés.

Anorexie, nausées, un vomissement de bile le jour de l'arrivée à l'hôpital. Depuis cette époque aussi, douleur continuelle, mais peu intense dans le flanc gauche.

Le 7, grande lassitude, courbature générale, frissons, douleur plus aiguë au flanc gauche et gagnant la région des reins.

Le lendemain, état plus grave.

Le 9, au soir, fièvre vive. Rien à la gorge. Rien aux poumons, rien au cœur ; à la pression, douleur du flanc gauche, constipation. Avec cela, nausées.

On émet l'hypothèse d'un début de variole. Purgatif.

Le 10, même état, fièvre assez vive, pas d'éruption. Urines normales, en quantité et couleur, pas d'albumine. Les jours suivants, la situation ne se modifie pas, et l'examen pratiqué soigneusement donne les mêmes résultats négatifs. Les nuits sont bonnes, sommeil paisible. Depuis l'administration du purgatif, il existe une diarrhée assez abondante.

L'âge avancé de la femme, le début brusque de l'affection, l'absence complète de phénomènes cérébraux et de catarrhe bronchique rendaient peu vraisemblable l'existence d'une fièvre typhoïde; cependant en l'absence de tout autre diagnostic possible, ce fut l'idée à laquelle se rattacha M. Grancher, mais avec des réserves. Les taches rosées lenticulaires ont manqué jusqu'à la fin.

Dans la nuit du 19, sans que rien dans les jours précédents, ou même dans la journée, fît prévoir ce dénouement, la malade qui, un quart d'heure auparavant, causait avec sa voisine, tomba de son lit sur le parquet, et on la trouva morte. La veille encore, on avait examiné les urines, et on n'y avait pas trouvé d'albumine.

Autopsie, le 21, trente heures après la mort.

Rien aux poumons. Péricarde et cœur sains. Estomac absolument normal; l'intestin, ouvert depuis le pylore jusqu'aux dernières portions du rectum, ne contient aucune lésion. La rate présente son volume normal et une consistance ferme; les reins sont sains.

Le foie, un peu volumineux mais ayant la forme ordinaire, contient un certain nombre de noyaux légèrement saillants à la surface, et dont le volume varie depuis celui d'une noix jusqu'à celui d'un œuf de poule. A la coupe, ces noyaux ont une couleur blanchâtre, d'aspect et de consistance encéphaloïde.

Au-dessous de ces noyaux, le péritoine est intact. Dans l'épiploon gastro-hépatique, existe une tumeur volumineuse formée de trois ou quatre ganglions cancéreux accolés (1).

K. — Fièvre dans la cirrhose hypertrophique

L'auto-intoxication nous semble encore être la cause de l'élévation de température chez le malade qui fait l'objet de l'observation suivante que veut bien nous communiquer M. le professeur Bouchard. Le diagnostic porté a été : cirrhose hypertrophique, d'origine inconnue.

Nous voyons, en effet, dans ce cas, la fièvre, qui coïncide avec l'hypertrophie énorme du foie et de la rate, commencer à céder avec la diminution progressive de volume de ces deux organes.

Observation XXXI (inédite).

Le nommé V... (Gustave), âgé de 18 ans, exerçant la profession de cordonnier, entre à l'hôpital de la Charité, service de M. Bouchard, salle Corvisart, n° 13.

Antécédents héréditaires. — Père mort accidentellement. Mère morte avec de l'œdème des membres inférieurs. Trois frères et une sœur bien portants. Dans la famille, ni bacillose, ni rhumatisme, ni syphilis.

Antécédents personnels. — A 8 ans, rougeole. En 1889, il y a quatre ans, inflammation et hémorrhagies des gencives; le mot de scorbut aurait été prononcé par un médecin.

Vers cette époque, à peu près, V... a été pris, pour la première fois,

(1) Malheureusement cette observation, intéressante en ce que la fièvre ne peut y être imputée ni à un cancer aigu, ni à un cancer généralisé, ne contient aucune indication thermométrique. La fièvre nous y est signalée, non par l'élévation de la température, mais par ces seuls symptômes : facies rouge, très animé, yeux brillants.

de douleurs abdominales et d'ictère. Il ne peut préciser lequel de ces deux symptômes a apparu d'abord.

Depuis ce moment, il aurait été repris, trois ou quatre fois, des mêmes accidents, et la dernière atteinte remonte à huit mois.

Il y a trois mois, le malade a de l'ictère avec douleurs dans la région du foie. Il aurait eu, nous dit-il, plusieurs fois des selles décolorées.

A l'entrée à l'hôpital (10 avril 1893), on pratique l'examen complet de V...

A l'inspection, on remarque l'augmentation de volume très notable de la moitié inférieure du thorax; la région sus-ombilicale bombe fortement.

Le foie est très volumineux, dépassant, de 4 travers de doigt, le rebord des fausses côtes. La surface, facilement palpable, en est lisse. sans aucune bosselure. On sent, en outre, le bord du foie qui est resté tranchant. L'hypertrophie paraît être totale. La région est douloureuse au palper.

La rate est énorme, ayant près de 7 travers de doigt de hauteur. On la sent très aisément sous la main; elle forme une saillie très volumineuse au-dessous du rebord inférieur des fausses côtes et tend à rejoindre le lobe gauche du foie

Les deux organes sont à peine séparés de 2 travers de doigt. Comme le foie, la rate est douloureuse à la palpation.

Appareil digestif. — Le malade a de l'appétit, mais, il y a huit jours, il ne pouvait guère, dit-il, avaler que les liquides, les solides ayant de la peine à passer. Depuis cette époque, il s'est mis au lait et à l'eau de Vichy.

Les selles ne sont pas décolorées, elles ont seulement une teinte jaune plus clair, presque jaune paille.

Appareil respiratoire. — Tout est normal, aucun signe de lésion quelconque.

Appareil circulatoire. — Pouls, 96. Le malade se plaint de palpitations dès qu'il court, et s'essouffle, paraît-il, très facilement. Pas de lésions aux orifices du cœur. La pointe bat à 3 centimètres au-dessous du mamelon et un peu en dedans de la ligne mamelonnaire. Pas d'hématémèse, pas d'épistaxis, pas d'hémorrhagie gingivale, du moins, depuis 1889. Les pieds, les mains, la face sont légèrement violacés.

Du côté des téguments, on note la teinte subictérique de la peau et des muqueuses (conjonctive).

Il n'y a pas de stigmates d'hérédo-syphilis, bien que l'on trouve des cicatrices du côté du cuir chevelu que le malade rattache à la gourme, et du côté des genoux et des jambes, mais qui, toutes, trouvent une explication auprès du sujet.

Aucune altération du squelette.

Les urines sont foncées et contiennent de l'albumine en quantité notable, de l'urobiline, de l'indican. Le sucre, que l'on fait ingérer abondamment, est retenu et ne se retrouve pas dans l'urine.

Traitement. — Régime lacté. 1 pilule de calomel de 0 gr. 01; carbonate de soude, 1 gramme; naphtol β, 1 gramme; 3 sangsues à la région du foie.

17 avril. Sur un calque, l'on dessine l'étendue et la forme du foie et de la rate.

Voici, de plus, les renseignements complets fournis par l'analyse des urines. Volume, 735 centimètres cubes, couleur jaune orangé, aspect un peu louche. Réaction acide. Densité à 15°, 1.015.

Urée,	par 24 heures...........	15 gr.	582
Chlorure de sodium	—	2	132
Phosphates	—	1	352
Soufre total	—	1	721

Le 22. Selles jaune paille.

Le 25. Le malade mange un peu. Le pouls est à 96.

Depuis environ huit jours, il mouche quelques filets de sang. Il paraît y avoir un peu de diminution du volume de l'abdomen; en effet, le calque pris le 17 avril, et fixé au niveau de ses points de repère, ne s'applique plus exactement sur la paroi.

Il semble exister un certain degré de symphyse cardiaque, par suite de l'impulsion et de la rétraction successivement transmises aux 2e, 3e et 4e espaces intercostaux, coïncidant avec la systole et la diastole.

La région n'est pas bombée, mais, à la palpation, on sent un frottement légèrement rugueux au niveau des espaces précédemment indiqués.

Les deux temps, à l'orifice de l'artère pulmonaire, sont fortement claqués. Il y a danse des vaisseaux du cou. Aucun souffle aux orifices. La circulation collatérale est appréciable, mais peu accentuée sur le thorax et l'abdomen.

Le 27. Épistaxis à deux reprises différentes. Sécheresse particulière des téguments avec desquamation furfuracée. Le malade tousse un peu.

Le 30. Légère épistaxis. Un peu de pharyngite, dysphagie. Examen du sang. Rien d'anormal, pas de globules blancs en excès.

3 mai. Épistaxis.

Le 5. Diarrhée depuis hier. Examen de la gorge par M. Saint-Hilaire. Angine légère. Première molaire supérieure droite cariée, avec un peu de sinusité maxillaire. La recherche des pigments biliaires, dans l'urine, ne donne, à M. Bouchard, qu'un résultat à peine sensible.

Le 6. La dent est extraite.

Le 7. Pas de diarrhée. Douleurs abdominales, non dans les régions hépatique et splénique, mais à la région sous-ombilicale. Malgré des lavements de chloral, elles persistent, depuis deux jours, assez intenses pour empêcher le sommeil, et s'irradiant dans tout l'hypochondre gauche, respectant entièrement le côté droit.

On fait une nouvelle analyse complète des urines. Quantité, 1.000 centimètres cubes.

Traces d'albumine.

Sucre, néant.

Urée,	par 24 heures	....	22 gr.	
Acide urique,	—	....	0	67
Créatine, créatinine, xanthine,	—	....	1	94
Phosphates,	—	....	2	05

Jusqu'alors, les températures rectales, prises matin et soir régulièrement, font un tracé très capricieux. Fièvre tenace, à rémissions matinales, et à maxima atteignant 38°, 38,5, 39° même.

A partir du 16 ou 17 mai, la fièvre va disparaître définitivement. Et la cessation de ce symptôme va coïncider avec un état général bien meilleur, bon appétit ; avec des urines, non plus acajou, mais de couleur claire ; avec la diminution de la teinte subictérique des téguments ; et, surtout, avec la diminution très notable des volumes de la rate et du foie. Ces organes sont remontés sous les fausses côtes, qu'ils débordent beaucoup moins, et sont alors séparés l'un de l'autre, non plus de 2 travers de doigt, mais bien de 5.

Le 31. Températures rectales, matin, 36,7 ; soir, 37,2.

On refait un nouvel examen des organes abdominaux.

Pour faciliter cette opération et diminuer le tympanisme, on prescrit 3 cuillerées de charbon et des gouttes de teinture de noix vomique.

21 juin. Le malade part, sur sa demande, pour Vincennes avec un état général excellent. Le foie a le même volume qu'au 31 mai. Quant à la rate, elle a encore diminué de plus de 1 travers de doigt.

Depuis quelques jours, les urines atteignent, en général, 1.500 centimètres cubes au lieu d'osciller entre 800 et 1.000 centimètres cubes.

A l'entrée du malade à l'hôpital, il pesait 39 kilos ; à son départ, son poids est de 42 kil. 500.

Tableau des températures de V...

Dates.	Matin.	Soir.	Dates.	Matin.	Soir.
—	—	—	—	—	—
10 avril...........	»	38,6	3 mai	37,6	38,3
11 —	37,1	38,5	4 —	36,8	38,3
12 —	37,5	38,9	5 —	38,1	39,1
13 —	37,7	39	6 —	37,6	38,1
14 —	37.2	38,8	7 —	37,7	38.1
15 —	37,7	38,5	8 —	37,7	38,7
16 —	37,5	38,6	9 —	37,8	38,3
17 —	38,1	38,1	10 —	38,2	38,1
18 —	37,6	38,5	11 —	37,8	38,8
19 —	38,1	39,7	12 —	37,4	38,9
20 —	38,1	38,7	13 —	37,1	38,3
21 —	37,6	39,1	14 —	37,8	38,5
22 —	38,2	38,7	15 —	37,5	38,3
23 —	37.8	38,9	16 —	36,8	37,1
24 —	37,7	39,4	17 —	37,7	37,2
25 —	37,7	39,1	18 —	37,2	37.7
26 —	38,1	38,6	19 —	37,4	37,9
27 —	37,6	39,4	20 —	36,7	37,1
28 —	38,1	39,2	21 —	36,5	37,5
29 —	37,9	38,8	22 —	37,1	37,2
30 —	37,6	39,5	23 —	37,1	37,4
1 mai...........	37,1	39,1	24 —	37,1	37,3
2 —	37,3	38,3	25 —	37,1	37,1

Jusqu'au 21 juin, les températures oscillent sur la ligne de 37°, ne dépassant presque jamais 37,3.

CONCLUSIONS

Parvenu au terme de ce travail, il nous paraît possible d'en dégager les conclusions suivantes :

1° De l'étude comparée des corps composant les trois règnes minéral, végétal et animal, il ressort que les corps qui constituent le règne minéral et le règne végétal, introduits dans l'organisme, produisent tous ou presque tous une hypothermie plus ou moins marquée, tandis que, pour ceux du règne animal, l'hyperthermie est presque la règle constante.

2° Il existe dans certains organes sains de l'économie, tels que la rate, les muscles, le rein, le poumon, les capsules surrénales, le cerveau, le corps thyroïde, le foie, d'où on peut les extraire assez facilement, des substances telles que, injectées à l'animal, dans son système veineux, elles élèvent la température centrale de cet animal.

3° Ces substances, appelées thermogènes, varient comme quantité et comme puissance d'action (1) avec l'état physiologique du sujet auquel elles ont été prises, et sous l'influence de certaines substances médicamenteuses, en particulier le bicarbonate de soude et l'antipyrine.

4° Ces principes thermogènes ne sont pas encore connus chimiquement.

5° Entraînés par la circulation, ils vont exciter directement les centres thermiques du système nerveux ; c'est de cette façon qu'ils agissent efficacement.

(1) En outre de certaines conditions particulières, telle serait, par exemple, l'influence de la porte d'entrée, selon que l'injection est poussée soit dans le tissu cellulaire, soit dans les veines. Nous avons laissé de côté ce point de vue de la question, n'ayant jamais fait nos injections que dans le système veineux.

De même, pour M. Charrin, « le degré thermique exerce une puissance quelconque sur les substances organiques ou autres, sur leur abondance, sur activité » *Journal de Pharm. et de chimie*, mars 1893.

6° Entre autres voies d'élimination ou de destruction, ces substances thermogènes sont rejetées par l'urine, à laquelle elles communiquent leur propriété thermo-élévatrice. Cette propriété de thermogénèse, très manifeste, est d'abord masquée, au début de l'expérience, par l'action prépondérante d'une substance hypothermisante.

7° Il est permis de penser, bien que ce ne soit que de l'hypothèse, que ces substances thermogènes contribuent à la production de chaleur normale du corps, et il est très croyable qu'elles peuvent provoquer la fièvre lorsqu'elles sont secrétées en plus grande quantité qu'à l'état sain, lorsqu'elles sont insuffisamment détruites, ou lorsqu'elles sont incomplètement éliminées.

8° Il semble que telle soit la pathogénie de la fièvre dans un certain nombre d'affections qui s'accompagnent d'élévation thermique sans que l'on puisse invoquer, comme causes de cette ascension de la température, ni microbes, ni toxiques venus du dehors.

9° Ces fièvres méritent bien le nom de fièvres par auto-intoxication. Nous réunissons sous cette désignation les mouvements fébriles qui surviennent dans la goutte, la chlorose, le goitre exophthlamique, le surmenage, l'urémie, l'hystérie, la leucocythémie, la carcinose, et encore la fièvre de croissance, la fièvre ganglionnaire. De même, certaines affections hépatiques, la cirrhose hypertrophique, dont nous rapportons un cas probant, nous paraissent pouvoir être adjointes à ce groupe.

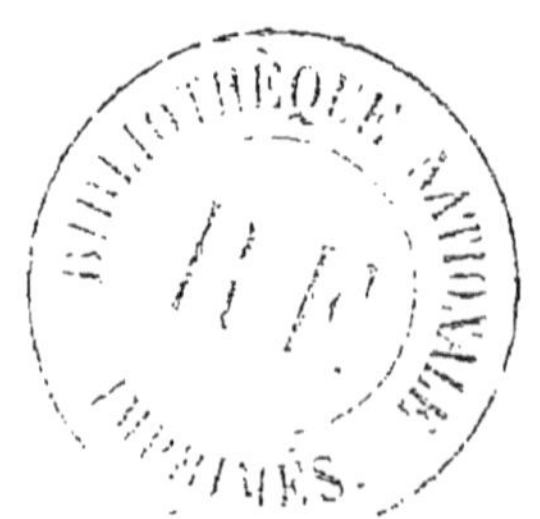

INDEX BIBLIOGRAPHIQUE (1)

ANDRAL. — Essai d'hématologie pathologique, 1843.

AUNE (H.) — Effets physiologiques des inhalations d'oxygène. Thèse de Paris, 1880.

AUSSOURD. — Elévation de température dans les néoplasmes. Thèse de Paris, 1882.

BARD (L.). — Précis d'anatomie pathologique, 1890.

BARRIÉ. —Des pseudochloroses. *In Revue générale de clinique et de thérapeutique*, 17 mars 1887.

— Bulletin de la Société Médicale des Hôpitaux, mai 1886.

BERTOYE. — Etude clinique sur la fièvre du goître exophthalmique. Thèse de Lyon, 1888.

BINET (P.) — Substance thermogène de l'urine. Comptes rendus de l'Académie des sciences, 27 juillet 1891.

BOUCHARD (Ch.). — Leçons sur les vomissements incoercibles hystériques. *Mouvement médical*, juillet et août 1873.

— Leçons sur les maladies par ralentissement de la nutrition.

— Leçons sur les auto-intoxications dans les maladies.

— Thérapeutique des maladies infectieuses.

— Les microbes pathogèdes, 1892.

— Les doctrines de la fièvre. *Sem. Médicale*, mars 1893.

— La fièvre et les maladies fébriles. Cours de 1893.

— Observations sur la fièvre. Congrès de Besançon, août 1893.

BOUCHUT. — Traité pratique des maladies de l'enfance, 1878.

BOUILLY. — Fièvres de croissance. Rev. mensuelle de méd. et de chir. 9 septembre 1879.

BOULAY. — De la fièvre hystérique. *Gaz. des Hôpitaux*, décembre 1890.

BRIQUET. — Traité clinique et thérapeutique de l'hystérie, 1859.

BROWN-SÉQUARD. — Comptes rendus de la Société de Biologie, 1849.

— Contractilité musculaire après la mort. Société de Biologie, 12 octobre 1889.

— Comptes rendus de l'Acad. des Sciences, 1892.

— Importance de la sécrétion interne des reins. *Archives de Physiologie*, octobre 1893.

BRUN. — Des accidents imputables à l'emploi chirurgical des antiseptiques. Thèse d'agrég., 1886.

CASTEL (R. du). Physiologie pathologique de la fièvre. Thèse d'agrég., 1878.

CHALVET. — Note sur l'altération des humeurs par les matières dites extractives. Bullet. Soc. de Biologie, 1867.

(1) Dans cette table, ne sont pas indiqués certains manuels spéciaux, de même que les dictionnaires de médecine.

CHANTEMESSE (A.) — Etude sur les méningites tuberculeuses de l'adulte, les formes anormales en particulier. Thèse de Paris, 1884.

CHANTEMESSE et TENNESON. — Fièvre dans l'urémie, *Rev. de Médecine*, 1885.

CHARCOT. —Mémoire sur le goitre exophthalmique. Soc. de Biologie, 1856.

CHARCOT et BOUCHARD .— Traité de Médecine, Paris, 1891.

CHARRIN (A.).— Sur les élévations thermiques d'origine cellulair.e *Archives de Physiologie*, 1889.

— Toxines microbiennes : leur action sur la fièvre. Comptes rendus de l'Acad. des Sciences, octobre 1891.

— Toxiques et température, influences réciproques. *Journal de pharmacie et de chimie,* mars 1893.

— Maladies de l'appareil urinaire, Cours de 1893.

CHARRIN et RUFFER. — Mécanisme de la fièvre dans la maladie pyocyanique. Soc. de Biologie, février 1889.

CHAUMONT. — Du bromisme. Thèse de Paris, 1892.

CHAUVEAU. — Formes cliniques et pathologiques de la fièvre hystérique. Thèse de Paris, 1888.

DEBOVE. — Bulletins de la Soc. Médic. des Hôpitaux, février 1885, avril 1886.

DIEULAFOY. —Manuel de Pathologie interne. Paris, 1890.

DUCLOS. — Origine intestinale de la chlorose. *Sem. Méd.*, 1887.

DUFOUR. — Auto-intoxications et manifestations morbides du surmenage physique. Thèse de Paris, 1888.

ELOY. — De la courbature fébrile. *Union Méd.*, 1884.

FABRE. — Contribution à l'étude de la fièvre hystérique. Thèse de Paris, 1888.

FOREST. — Des températures locales dans la chlorose et la température au début. Thèse de Paris, 1880.

FOURNOL. — Contribution à l'étude du surmenage. Thèse de Paris, 1879.

GAGEY. — Des accidents fébriles qu'on remarque chez les hystériques. Thèse de Paris, 1869.

GARROD. — The nature and treatment of Gout and Rheumatic gout. London, traduction A. Ollivier. Paris, 1867.

GAUTIER (A.). — Leucomaïnes et ptomaïnes. Bullet. d'Acad. de Médecine, 26 janvier 1886.

GILBERT (A.). — Du cancer massif du foie. Thèse de Paris, 1886.

GILLET (H.). — Urémie fébrile. *Revue de Médecine*, 1892.

GIRARD. — Hyperthermie expérimentale et antipyrine. Soc. Méd. de la Suisse Romande, octobre 1887.

GUILLIER. — Fièvres de croissance. *Gazette des Hôpitaux*, novembre 1883.

HALLOPEAU. — Traité élémentaire de pathologie générale, 1884.

HANOT (V.). — Sur un cas de fièvre hystérique. Société médicale des hôpit., avril 1893.

HANOT et GILBERT. — Deltoïdite, suite de surmenage, in *Rev. de Médecine*, 1884.

— Étude sur les maladies du foie, 1888.

HARDY. — Leçons sur la chlorose. *Gaz. des Hôpitaux*, 1883.

HAYEM. — Leçons de thérapeutique.

— Du sang et de ses altérations anatomiques, 1889.

— Leçons sur les modifications du sang, 1882.

HENRIJEAN. — Recherches sur la pathogénie de la fièvre, in *Revue de Médec.*, 1889.
HUTINEL. — Des températures basses centrales. Thèse d'agrég., 1880.
JACCOUD. — Traité de pathologie interne, 1883.
— Leçons de clinique médicale faites à la Pitié, juin 1884.
JOFFROY. — De la médication par l'alcool. Thèse d'agrég., 1875.
JULLIEN (L.). — La transfusion du sang. Thèse d'agrég., 1875.
KEIFFER. — Influence de quelques produits de sécrétion sur la calorification, in *Revue de Médecine*, 1892.
KEIM. — De la fatigue et du surmenage au point de vue de l'hygiène et de la médecine légale. Thèse de Lyon, 1886.
Küss et DUVAL. — Cours de physiologie, 1887.
LECLERC. — De l'existence fréquente de la fièvre chez les chlorotiques Thèse de Lyon, août 1885.
LÉPINE. — Comptes rendus de l'Acad. des Sciences, 13 mai 1889.
LIEBREICHT. — Sur la fièvre après les transfusions. *Journal de la Soc. royale des sciences méd. et nat. de Bruxelles*, 1875.
LONGUET. — Du cœur forcé. *Union Médicale*, 1885.
LUBANSKI. — De la courbature fébrile dans l'armée. *Archives méd. et pharm. milit.*, 1883.
MACÉ. — Des accidents pseudo-méningitiques chez les hystériques. Thèse de Paris, 1888.
MAUDE (A.). — Nature de la maladie de Basedow. Soc. de Méd. de Londres, octobre 1893.
MERKLEN. — Article urémie, dictionnaire encyclopénique.
MEYER (E.). — Contribution à l'étude de la pathogénie de l'urémie. *Archives de physiol.*, octobre 1893.
MOLLIÈRE (H.). — De l'élévation de la température centrale chez les chlorotiques. *Lyon Médical*, 10 décembre 1882.
— De l'élévation de la température centrale et des exacerbations fébriles chez les chlorotiques. *Lyon Médical*, 25 mai 1884.
MONNERET. — *Archives générales de médecine*, mai 1855.
MONTALTI. — Étude sur la fièvre aseptique consécutive à l'oblitération vasculaire. Thèse de Lyon, 1891.
ORÉ. — Études historiques, physiologiques et cliniques sur la transfusion du sang. Paris, 1876.
PETER. — De l'autotyphisation, cours à la Faculté, 22 novembre 1883.
— Fièvres de surmenage, cliniques de l'hôpital Necker, novembre 1887.
PFEIFFER. — Fièvre ganglionnaire. *Revue des maladies de l'enfance*, 1889.
PINARD. — De la pseudo-fièvre des hystériques. Thèse de Paris, 1883.
POCHOY. — Recherches expérimentales sur les centres de température. Thèse de Paris, 1870.
POTAIN. — Diagnostic différentiel de la chlorose. *Sem. Méd.*, 1886.
— *France Médicale*, octobre 1888.
POUZET. — Étude clinique sur deux cas de goutte observés à l'hospice de Bicêtre. Thèse de Paris, 1878.
REGNIER. — Maladies de croissance. Thèse de Paris, 1860.
RENDON (V.). — Fièvre de surmenage. Thèse de Paris, 1888.
RICHARDIÈRE et THÉRÈSE. — Hyperthermie dans l'urémie, in *Revue de Médecine*, 1891.

RICHET (Ch.). — Les poisons et la température. *Revue scientifique*, 1886.
— Le système nerveux et la chaleur animale. *Revue scientifique*, 1887.
ROBIN (A.). — L'urée et le cancer. *Gazette méd. de Paris*, 1884.
ROGER (H.). — Toxicité des extraits des tissus normaux. Soc. de Biologie, octobre 1891.
— Note sur le pouvoir thermogène des extraits de muscle. Soc. de Biologie, juin 1893.
— Note sur le pouvoir thermogène des urines. Soc. de Biologie, juin 1893.
ROUSSEL. — La transfusion du sang. Paris, 1876.
ROUSSY. — *Bulletin de l'Acad. de Médecine*, mars 1889.
ROUX et CHAMBERLAND. — Sur l'immunité contre le charbon conféré par des substances chimiques. *Annales de l'Institut Pasteur*, août 1888.
SEBILLOTTE (R.). — Intoxications par le sublimé corrosif chez les femmes en couches. Thèse de Paris, 1891.
SIMON (J.-B.). — Accidents à la suite de l'intoxication par l'oxyde de carbone. Thèse de Paris, 1883.
SPILLMANN. — Du rôle de la fatigue et de l'effort sur le développement des affections du cœur. *Archives générales de Méd.*, 1876.
STARK. — Fièvre ganglionnaire. *Journal de Méd. et de Chir. prat.*, 1891.
TRAZIT (X.). — Contribution à l'étude de la chlorose fébrile. Thèse de Paris, 1888.
TSCHESCHICHIN. — *Reichert's Arch.*, 1866.
VULPIAN. — Leçons sur les maladies du système nerveux.
WUNDERLICH. — De la température dans les maladies, traduction Labadie-Lagrave, 1882.

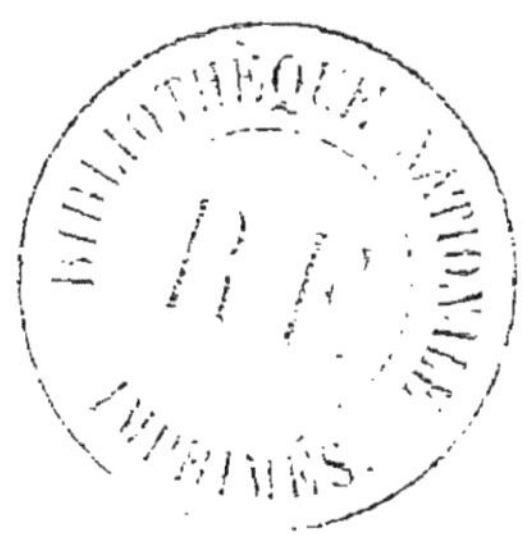

TABLE DES MATIÈRES

TROISIÈME PARTIE

Fièvres par auto-intoxication.

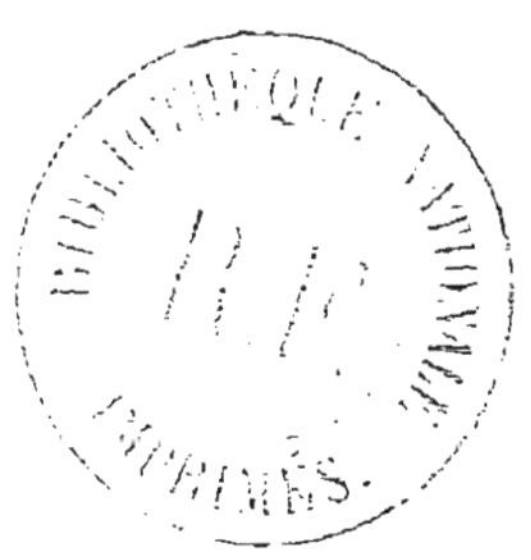

Paris. — Typ. A. DAVY, 52, rue Madame.

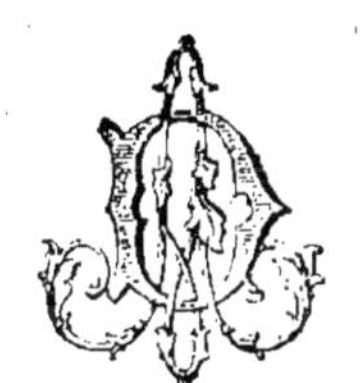

www.ingramcontent.com/pod-product-compliance
Ingram Content Group UK Ltd.
Pitfield, Milton Keynes, MK11 3LW, UK
UKHW020124200726
13856UKWH00002B/714